看護の現場ですぐに役立つ

緩和ケアの
キホン

患者さんと家族に感謝されるケアのポイント！

長尾 和宏 著

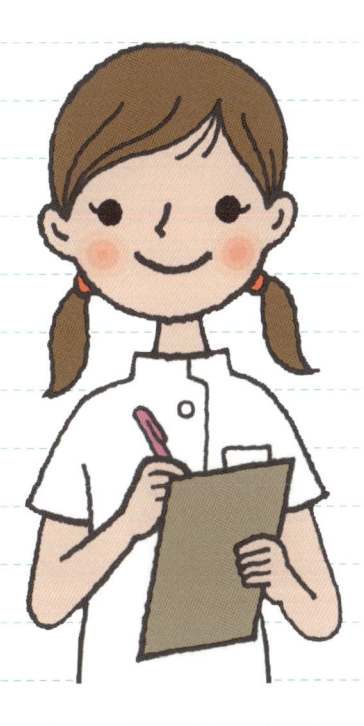

秀和システム

はじめに
日本の緩和ケアは看護師が主導する

　数ある医学書の中から本書を手に取って頂いた看護師さんに感謝いたします。というのは、私たち医師は緩和ケアが苦手だからです。「がんと診断されたときから緩和ケアが始まる」というスローガンが掲げられてからすでに四半生記以上が経過しました。しかし現状は、末期状態になっても緩和ケアの恩恵に預かっていない「緩和ケア難民」がたくさんおられます。がん医療が医療の発達と共に縦割りになっているせいもあります。そんな時代だからこそ、緩和ケアは看護師さんが主導すべきだと考え、本書を執筆した次第です。

　緩和ケアは特別なもの、専門家だけが行うもの、ではありません。病気の種類や程度を問わない、すべての医療の土台となるべきものです。現代医療においてもはや緩和ケアの視点が無い医療は考えられません。そんな時代です。是非、本書をきっかけに緩和ケアの素晴らしさに目覚め、輪が広がることを期待しています。

　最近少し気になることは、施設ホスピスケアと在宅ホスピスケアの文化の差です。前者は薬物療法に重点が置かれ、後者はコミュニケーションに重点が置かれているように感じます。しかし緩和ケアの質は療養の場を問わないはずです。患者さんから見て、場によって緩和ケアが変わることは困ります。誰がどんな場にいても、日本国内にいれば良質な緩和ケアを受けられる体制にすべきです。地域包括ケアの推進を考えると施設ホスピスケアと在宅ホスピスケアの相互交流が必要と考えます。その交流を主導する職種は看護師しか考えられません。

　私が役員として推進している「尊厳死」とは、終末期以降の過剰な医療を控えることと同時に良質な緩和ケアを受けた結果の自然な最期です。ともすれば前者ばかりが強調されがちで、後者が軽視されている現状に違和感があります。特にスピリチュアルケアに興味がある方は「一般社団法人エンドオブライフケア協会」のHPをご覧ください。盟友である小澤竹俊医師が全国各地で1泊2日の実践的な研修を行っています。私も理事として緩和ケアの啓発に務めています。

2018年1月　長尾 和宏

contents

chapter 1 緩和ケアとは

chapter 2 患者さんとのコミュニケーション

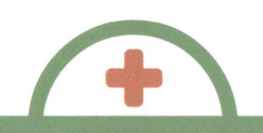

本書の特長

　緩和ケアは一般社会だけではなく医療者の間でも「緩和ケア＝がんの終末期ケア」と誤解されています。しかし本来、緩和ケアはすべての疾患、領域にまたがる基本の医療であり、一部の専門家ではなく医療に携わる全員がもつべきスキルです。

　本書は、緩和ケアに関する誤った思い込みをなくし、緩和ケアの精神と基本的なスキルを覚えていただくことで、痛みや苦痛に顔をゆがめる人を笑顔にするケアを実践したい新人看護師のための手引書です。

役立つ ポイント1 　緩和ケアの精神を知る

　緩和ケアの定義は時代とともに変遷してきましたが、「トータルペイン＝全人的痛み」を癒やす、という根本的な精神は変わりません。この精神こそ、身体的苦痛のみならず精神的苦痛や社会的苦痛、スピリチュアルな苦痛を含めた総合的な痛みをケアすることを示す緩和ケアの基本です。本書はまず、緩和ケアの精神を学びトータルペインへの気づきを促します。

役立つ ポイント2 　気づきのアセスメントを身につける

　トータルペインは血圧値や血糖値のように数値で表すことができません。痛みや苦痛はあくまでも主観的なものであり、患者さんは「誰も理解してくれない」という絶望的な気持ちを持っています。痛みを的確に言葉にすることが難しいため、「○○さん、痛みの程度はどんな具合ですか」といった声かけが空回りする場面もあるでしょう。

　痛みや苦痛を客観的に評価する一方で、感受性を総動員する気づきのコミュニケーションへどうつなげるのか。本書でそのエッセンスを学び、痛みのアセスメントに役立ててください。

役立つ ポイント3 　薬物治療の基本を学ぶ

　がん性疼痛のみならず緩和ケアの中心となる薬剤はモルヒネに代表されるオピオイド鎮痛薬です。超高齢多死社会＊へ移行している日本では、緩和ケアニードが上昇しています。緩和ケア専門医によるコンサルテーションだけではとても手が足りません。すべての医療従事者が医療用オピオイドとその周辺薬剤の基本的な使い方を理解しておく必要があります。

　特に在宅緩和ケアでは医師も看護師からのフィードバックを頼りに、使用する薬剤をきめ細かく調整しています。薬物治療の基本はしっかりと身につけてください。

役立つ ポイント4 　非がん疾患の緩和ケアを知る

　わが国の非がん疾患に対する緩和ケアはほとんど手つかずのままです。しかし、3人に1人ががんで亡くなる時代は、裏を返せば7割の方が認知症や心不全、呼吸器疾患などの非がん疾患で亡くなるということ。これからは非がん疾患に対する緩和ケアの整備が急速に進んでいくと考えられます。

　本書はがんだけでなく、非がん疾患と痛み以外の症状に対する緩和ケアにもページを割いています。

役立つ ポイント5 　本文と解説コラムの2本立て

　本書は、緩和ケアの精神から薬物療法の基本、現在の緩和ケアを取り巻く事情までを網羅的に解説しています。緩和ケアの基礎と現状を知る入門書として役立ててください。また、専門的な解説や異なる視点からの説明が必要と思われる項目には、随所にコラムを設けています。本文とコラムを両方読むことで、理解をより深めることができる構成となっています。

＊**超高齢多死社会**　2016年の死亡者数は約130万人で史上最多を記録した。今後、団塊世代が85歳を迎える2035〜2040年ごろまでに死亡者数が増え続け、2040年のピーク時には年間166万人が死亡すると予測されている。

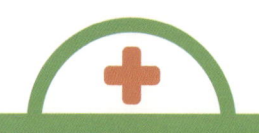

本書の使い方

　本書はChapter1からChapter 6までで構成されています。通読することで緩和ケアの基本と概略がひと通りわかり、さらに詳しく学ぶ次のステップへの足がかりになります。

Chapter 1　緩和ケアとは

　基本的人権としての緩和ケアの定義を知り、外来から在宅緩和ケアまで一貫してトータルペイン＝全人的痛みを癒やすことを目的とした緩和ケアの精神を学びます。

Chapter 2　患者さんとのコミュニケーション

　緩和ケアの基本となるトータルペインのアセスメントにつながるコミュニケーションは感受性をフル回転させる「気づき」が大切です。

Chapter 3　痛みの治療

　トータルペインの評価法とWHO除痛ラダーによる薬物療法の基本と副作用対策を学びます。

Chapter 4　痛み以外の症状への対処

　緩和ケア＝痛みケアではありません。呼吸困難や吐き気、身のおきどころがないような苦痛にどう対処するかを検討します。

Chapter 5　非がん疾患の緩和ケア

　これまであまり光があたることがなかった非がん疾患への緩和ケアを知り、何ができるのかを考えていきます。

Chapter 6　在宅緩和ケア、Next

　日本は今、急性期病院が中心の医療から慢性疾患と終末期の管理を柱とした在宅医療へと急速な転換が進んでいます。最期まで自宅や慣れ親しんだ地域で「その人らしく」過ごすことを支えるには何が必要なのでしょうか。在宅緩和ケアと今後増えるであろう施設での緩和ケア、看取り、そして地域包括ケアシステムを考えます。

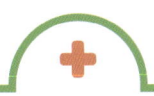

この本の登場人物

本書の内容をより理解していただくために
医師、ベテランナース、先輩ナースからのアドバイスや、ポイントを説明しています。
また、新人ナースや患者のみなさんも登場します。

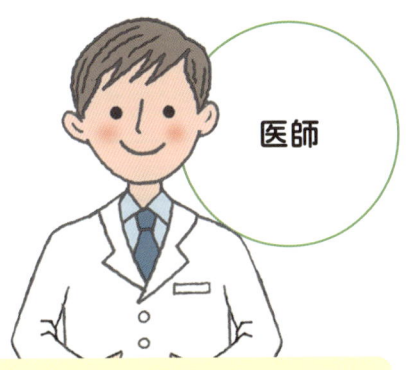

医師

病院の勤務歴8年。的確な判断と処置には評判があります。

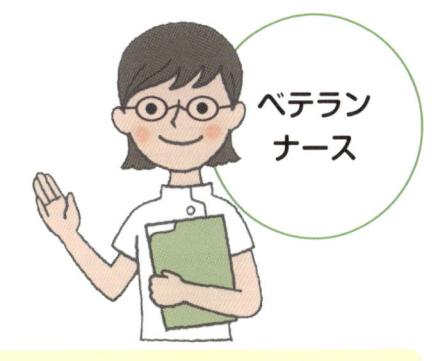

ベテランナース

看護師歴10年。やさしさの中にも厳しい指導を信念としています。

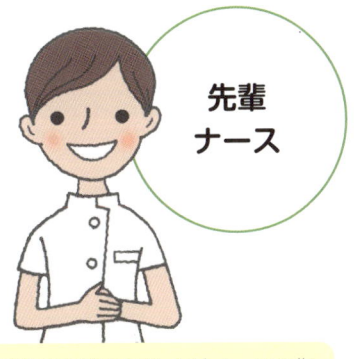

先輩ナース

看護師歴5年。身近な先輩であり、新人ナースの指導役でもあります。

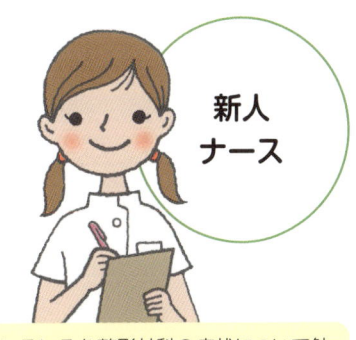

新人ナース

看護歴1年、いろいろな整形外科の症状について勉強しています。医師や先輩たちのアドバイスを受けて早く一人前のナースになることを目指しています。

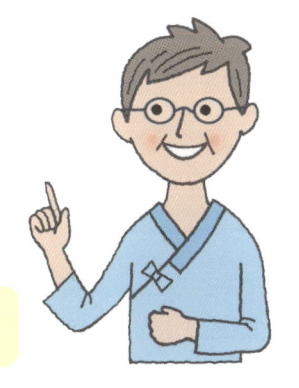
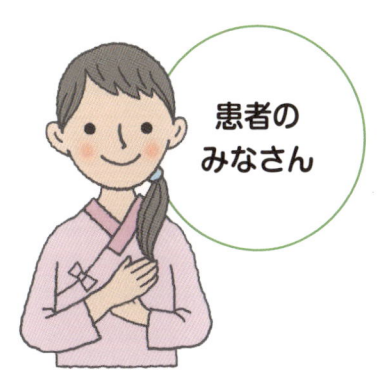

患者のみなさん

患者のみなさんからも、ナースへの気持ちなどを語っていただきます。

MEMO

chapter 1

緩和ケアとは

緩和ケア＝がん性疼痛、終末期のケアではありません。

緩和ケアはすべての医療の土台であり、

すべての人に保障された基本的な人権です。

何より患者さんの笑顔を引き出すこと、それが緩和ケアです。

基本的人権としての緩和ケア

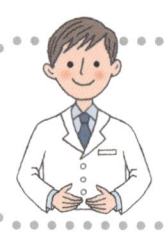

緩和ケアは、人間にとって水や空気と同じように必要なものであり、痛みや苦痛を緩和するケアを受ける権利は、あらゆる人に保障された基本的人権です。

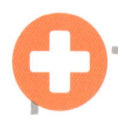

すべての医療の土台として

●近代緩和ケアの誕生

近代緩和ケアの歴史は、近代ホスピスの母とされるメアリー・エイケンヘッド（アイルランドの修道女、社会活動家1787-1858）に始まります。しかし、ホスピス・緩和ケアが本格的に普及し始めるには1967年のセント・クリストファー・ホスピス（英国）の設立を待たなければなりませんでした。

創設者のシシリー・ソンダース氏はもともと看護師でしたが、末期患者との出会いによって医学を志して、39歳の時に医師の資格を得ました。その後、モルヒネによる疼痛管理方法を研究開発し、今日痛み治療の標準療法となっている **WHO方式がん疼痛治療法**（本文54ページ参照）への道筋を開きました。

●緩和ケアの定義の変遷

2002年、WHO（世界保健機関）は1990年に公表した「治療に反応しなくなった患者へのケア」という緩和ケアの定義を見直しました。新しい定義は「生命を脅かす疾患による問題に直面している患者とその家族に対し、痛みやその他の身体的問題、心理社会的問題、スピリチュアルな問題を早期に発見し、適格なアセスメントと対処を行うことによって、苦しみを予防し、和らげることでQOL（生活の質）を改善するアプローチである」です。

ここで特筆すべきことは「治療に反応しなくなった患者」という対象者の定義が消え、「生命を脅かす疾患を持つ患者とその家族」になったこと、「早期に発見して対処する」という言葉が加わったことでしょう。現在の緩和ケアの定義は「積極的な治療と並行して、早期から患者さんと家族の痛みや苦痛に対処し、QOLの向上を目指すケア」となっています。

●緩和ケアはあらゆる医療の土台

日本では「がん対策基本法」が施行された2007年に始まる「第一期　がん対策推進基本計画」の重点課題として「治療の初期段階からの緩和ケア」という言葉が登場しました。2012年〜の「第二期」から、緩和ケアは「診断のときから」開始するものと明記されています（図参照）。

このとき、緩和ケア推進検討会がまとめた中間報告書には「基本的緩和ケア」と「専門的緩和ケア」の定義が記載されました。基本的緩和ケアとは「患者の声を聞き共感する姿勢、信頼関係の構築のためのコミュニケーション技術（中略）がん性疼痛をはじめとする諸症状の基本的な対処によっ

て患者の苦痛の緩和を図ること」とされています。しかし、この定義の内容は、新人の医療者にも当たり前に求められるスキルであり「緩和ケア」は医療そのものであるといえます。

日本の緩和ケアはがん領域に特化して発展してきました。医療者が当たり前に持つべきスキルを専門領域に位置づけたために、緩和ケアが日常診療から遠ざかってしまうという現象が起きています。非がん疾患の痛みや苦痛を放置せず、医療の基本、土台としての緩和ケアを日常の診療現場に取り戻すことが急務なのです。

▼終末期だけの緩和ケアから、診断時からの緩和ケアへ＊

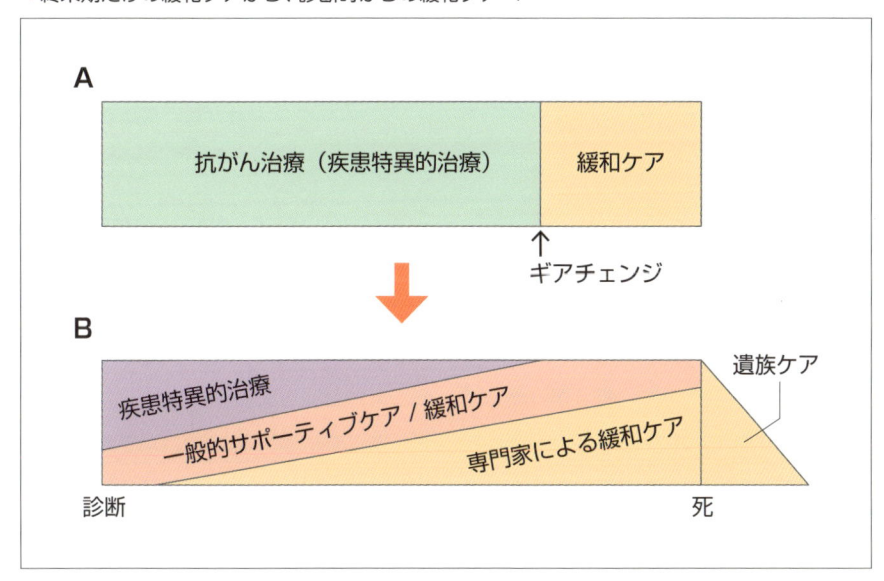

A：従来は、積極的治療の後に「突然」緩和ケアが始まっていました。
B：近年は、抗がん治療など積極的治療と並行して、早期から支持療法や緩和ケアが行われ、終末期が近づくにつれて病棟の緩和ケアチームや在宅緩和ケアチームなど専門家による緩和ケアが行われます。また、患者さんが死亡した後も遺族に対するケアが続きます。このモデルは、非がん疾患でも同様です。

＊出典：Davies E, Higginson IJ. Better Palliative Care for Older People.
http://www.euro.who.int/__data/assets/pdf_file/0009/98235/E82933.pdf> Accessed Nov.10, 2017

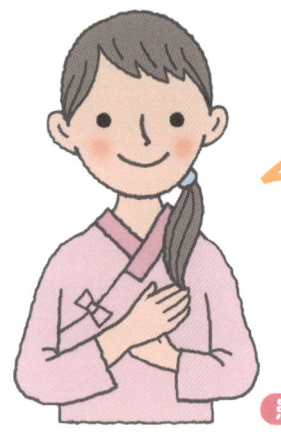

緩和ケアについて相談したいのですが…。

患者

大丈夫です。まず、看護師が対応させていただきます。

ベテランナース

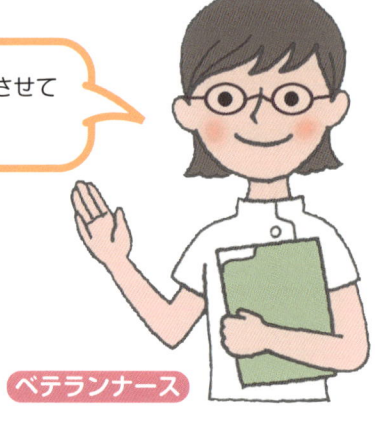

column

緩和ケアの人権宣言「プラハ憲章」

　2013年、ヨーロッパ緩和ケア学会は「緩和ケアの人権宣言」ともいうべき**プラハ憲章**を採択しました。「緩和ケアを受けられることは人々の権利である：Access to Palliative care is a human right」と宣言すると共に、他の関連学会、国際人権団体3組織と「あらゆる場所において、必要なときに緩和ケアを受けられるための医療政策と社会保障政策の確立、および人々を苦悩から解放する施策の実行を促す」と世界各国政府へ要請しています。つまり、緩和ケアは「慈悲による施し」から「要求し、万人に保障されるべき権利」へと大きく舵を切ったのです。

　痛みや苦痛を伴わない病気はほとんどありません。いい換えれば、ほぼすべての病気のあらゆる段階が緩和ケアの対象になるのです。常に「緩和ケア」の視点をもって患者さんに向き合いましょう。

痛みとはトータルペインのこと

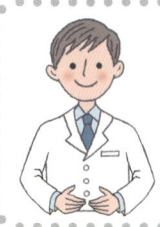 病にともなう「痛み」は実際の組織の損傷で生じるものだけではなく、その際に感じられる不快な感覚、辛い気持ちなどすべてを含みます。さらにこの痛みは、患者さんがおかれた状況のほか、社会的な役割の消失や自分が消えることへの不安や怒り、哀しみや諦めきれない思いなどに影響されます。

トータルペインとは

●身体的、心理的、社会的、スピリチュアルな痛み

痛みは一人の人間がまるごとで感じる主観的なものです。さらに痛み以外の苦痛、精神・心理的な痛み、社会的、スピリチュアル（実存的、霊的）な苦痛が身体的な痛みを膨らませてしまいます。これが「トータルペイン（total pain）＝全人的な痛み」という考え方です（図参照）。

▼トータルペインを構成する4つの要素＊

身体面
痛み以外の症状
がん治療の副作用
不眠と慢性的疲労

精神面
診断の遅れに対する怒り
効果のない治療への怒り
ボディイメージの変化
痛みと死に対する恐怖
絶望感

トータルペイン
（全人的な痛み）

社会面
家族と家計についての心配
職場での信望と収入の喪失
社会的地位の喪失
家庭での役割の喪失
疎外感、孤独感

スピリチュアな面
なぜ私に起こったのか
なぜ神はこんなに苦しめるのか
いったい何のためなのか
人生にどんな意味と目的があるのか
どうすれば過去の過ちが許されるのか

＊出典：Twycross, R., Wilcok, A.（武田文和監訳）、トワイクロス先生のがん患者の症状マネジメント 第2版、医学書院、2010

現代の緩和ケアはがん性疼痛の管理とがん終末期のケアを目的として発展してきた経緯があり、身体的な痛みケアに偏る傾向があります。しかし緩和ケア本来の目的は、トータルペインに対応するものです。この痛みを一人の医療者だけで癒やすのは難しいことであり、多職種チームの関わりがとても大切です。

●自分らしくない自分を生きる痛み

トータルペインは、死に直面したがん患者さんに特有のものと誤解されてきました。しかし、例えば、認知症の患者さんのことを考えてみてください。記憶力や見当識が日々失われ、社会的な役割どころか日常生活でもできないことが増えていく。最期まで「あなたらしさ」を支えることが緩和ケアの目的のひとつですが、いくらあらがっても、その「らしさ」が失われていくのです。自分らしくない自分を生きていかなくてはならない辛さ、それを受け容れる痛みはどれほどのものでしょうか。

認知症の患者さんは言葉で痛みを伝えることが難しくなっているため、不穏行動や暴力的な態度で痛みを表現することもあります。「うちに帰る！」という叫びは、自分らしかったあの頃に戻りたい、という切ない悲鳴です。

トータルペインは死に直面した時にのみ出現するものではありません。がん、非がん疾患を問わず病のなかで生きる自分を受容する過程で現れることを心にとめておいてください。ここに緩和ケアがすべての医療の土台であり、一般看護師が緩和ケアを学ぶ理由があります。

✚ スピリチュアルケアはふだんのケアから

スピリチュアルペインを必要以上に警戒してしまうのは、「スピリチュアル」という言葉が日本人の感覚として「うさんくさい」と感じたり、宗教的な介入が必要だろうと身構えてしまうからでしょうか。しかし、スピリチュアルペインを癒やすのは実は「普段のケア」です。落ち着いた笑顔の挨拶や傾聴、丁寧に食事や排泄、入浴の介助をすることも「スピリチュアルケア」につながります。

スピリチュアルペインはあくまで個人のもので、第三者が簡単に「介入」できるものではありません。むしろ、スピリチュアルペインを持つ患者さんの日常を，少しでも心地よくするケアを探ることが看護師にできる最善のアプローチです。日常的なケアのなかで、少しずつ後悔や不安を口にすることもあるでしょう。そんなときは傾聴を基本に、時には半歩踏み込んで「何か、やり残したことが気になっているのですか」など、気持ちを引き出す問いかけをしてみましょう。患者さん自身が自分でスピリチュアルペインに働きかける一助になることがあります。

看護師はスピリチュアルケアの専門家でもあります。

先輩ナース

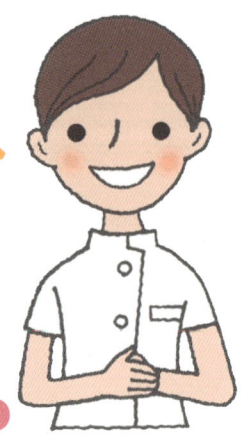

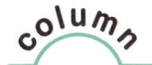

痛みに強い（？）日本人！

　痛みに関する複数の調査を総合すると、日本の成人のうち7〜8割は未だに「痛みはがまんするべき」と考えているようです。例えがん性疼痛のような明らかな痛みであっても3〜5人に1人は痛みをできるだけがまんし「医師や看護師にも黙っている」ため、治療早期からの緩和ケアを十分に受けていないという実態がわかっています。

　もちろん、日本人が特に痛みに強い国民、というわけではないでしょう。眠れないほどの痛みすらがまんしてしまう裏には、「進行のサインだったら怖い」「がんと関係があるはずがない」など、病気を認めたくない「否認」の気持ちが働いています。「最初から痛いなんて言ったら、治療をしてくれないかもしれない」という不安から痛みを訴えることができなかったという患者さんも少なくありません。このほか、「依存性になる」「麻薬を使ったら死期が早まる」など医療用オピオイドに対する誤解から痛み治療を拒否しているケースもあります。いずれにしても患者さんをよく観察し、痛みのサインに気づいたら緩和ケアにつなげることが大切です。

ドクターのつぶやき

「気づく」力

　看護師に最も求められる能力は「気づく」力です。

　主観的な痛みや苦痛、トータルペインといった数値には現れない「何か」と向き合う緩和ケアでは「気づき」がすべてです。

　治癒が絶対の医療モデルでは一人の人間を「患者」として単純化し、それ以外の部分を切り離し、無視してきました。医者が「お大事に」というとき、なぜ「僕が診ている肝臓をお大事に」といわないのか、不思議なくらいです。

　しかし、緩和ケアの場では患者と患者の延長上にある家族の状態に目を配り、相手の気持ちに寄り添ったコミュニケーションをとりながら、痛みや苦痛への対処を手助けすることが仕事です。病歴に偏った問診も、緩和ケアの現場では「人生歴」や「習慣や好み」「大切にしていること」など気づきのヒントになるものへ変化していきます。痛みや苦痛のサインだけではなく、痛みの訴えの背後にある不安や困惑に気づき、患者さんの最善の幸せのためにどんな手助けができるのかを考えてください。

がん、非がん疾患を問わない

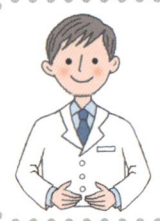 1990年にイギリスで行われた調査によって、非がん疾患の患者さんは亡くなる前に痛みや息苦しさ、精神的混乱などを感じ、その頻度は決してがんに劣らないことが明らかになりました。その後、世界各国で非がん疾患にもがんと同じように緩和ケアを行うことの必要性が認識されています。

非がん疾患に対する緩和ケアの変化

非がん疾患は、緩和ケアを必要とする時期がわかりにくいという特徴があります。このため、進行期～終末期に至るプロセスにおいて、意識的に緩和ケアが提供されることはありませんでした。近年、ようやく関連学会が終末期に対する緩和ケアの指針を作成し始めています。

▼日本の非がん疾患に対する動向

2001年	高齢者の終末期の医療及びケアに関する日本老年医学会の立場表明2001
2004年	日本在宅医学会等在宅系の学会で報告増加
2007年	がん対策基本法施行 ➡ PEACE (2007)、OPTIM (2008)
2010年	循環器疾患における末期医療に関する提言 (日本循環器学会)
2011年	高齢者ケアの意思決定プロセスに関するガイドライン、人工的水分・栄養補給の指導を中心として (日本老年医学会)
2011年	医療・介護関連肺炎 (NHCAP) ガイドライン (日本呼吸器学会)
2012年	慢性血液透析の非導入と継続停止に関する提言 (日本透析医学会)
2013年	筋委縮性側索硬化症診療ガイドライン2013 (日本神経学会)
2013年	COPD診断と治療のためのガイドライン第4版：終末期の緩和ケアについてはじめて詳細に記載 (日本呼吸器学会)
2014年	3学合同終末期医療ガイドライン (日本救急医学、集中治療医学会、循環器学会)
2016年	高齢心不全患者の治療に関するステートメント (日本心不全学会ガイドライン委員会)
2017年	肺炎ガイドラインの改定 (予定) (日本呼吸器学会)

がんと非がん疾患の経過の違い

●がんの経過

　がん治療早期は、抗がん治療への反応の違いもあり患者さんごとに経過が異なります。しかし、最期の数カ月にはすべてのがんに共通して、食欲低下、歩行困難、るいそう（やせ）などの全身症状が急速に現れます。がん性疼痛管理をはじめとする濃厚な緩和ケアを必要とするのは、最期の1、2カ月です。予後の予測がある程度つくこと、また介護期間が短いので在宅での緩和ケアと看取りを選びやすいという側面があります。

▼疾患別の予後予測モデル（がんのパターン）

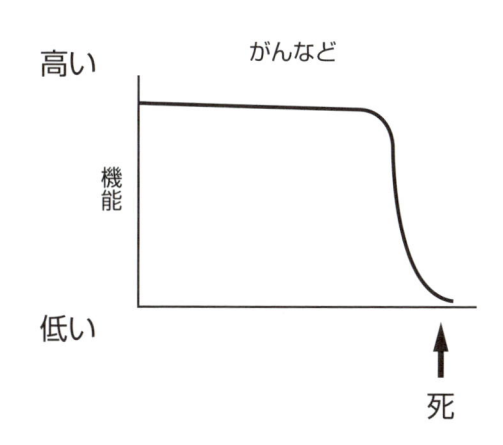

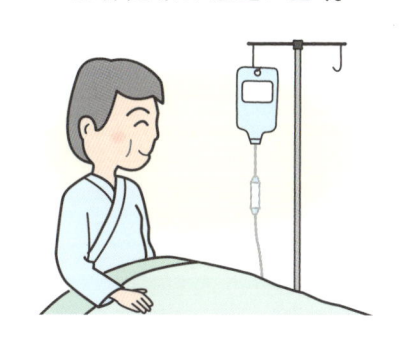

食欲低下、歩行困難、るいそうなどの
全身症状が急速に出現

比較的、長い間機能がたもたれ、最期の2カ月くらいで急速に機能が低下します。

●心不全などの臓器不全モデル

　臓器不全モデルでは、急な増悪と改善を繰り返しながら、徐々に全身の機能が低下していきます。多くの場合、思いがけない突然の最期を迎えます（突然死）。入退院を繰り返すなかで継続したケアが分断され、十分な緩和ケアを受けられない可能性があります。

▼疾患別の予後予測モデル（心不全などのパターン）

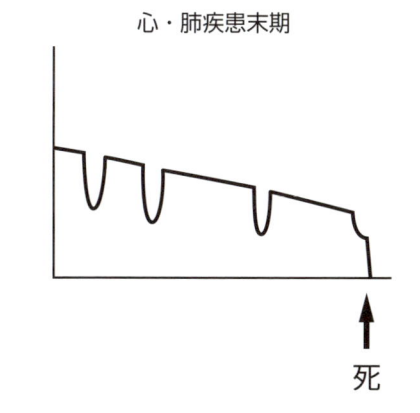

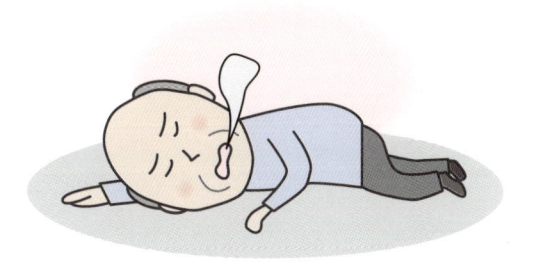

思いがけない突然の最期（突然死）

急性増悪を繰り返しながら、徐々に機能低下し最期は急激な経過をたどることも。

●認知症・老衰モデル

ゆるやかな坂道を下るように、徐々に全身の機能が下がっていきます。認知症の場合は診断されてから数年、アルツハイマー型認知症はおよそ10年をかけて身体機能が低下していきます。発症早期のスピリチュアルペインに対する緩和ケアをはじめ、トータルペインへの介入を必要とします。

▼疾患別の予後予測モデル（心不全などのパターン）

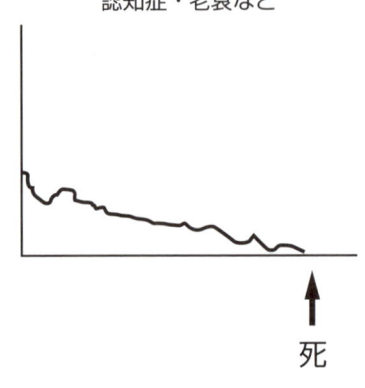

認知症・老衰など

死

アルツハイマー型認知症は
およそ10年かけて身体機能が低下

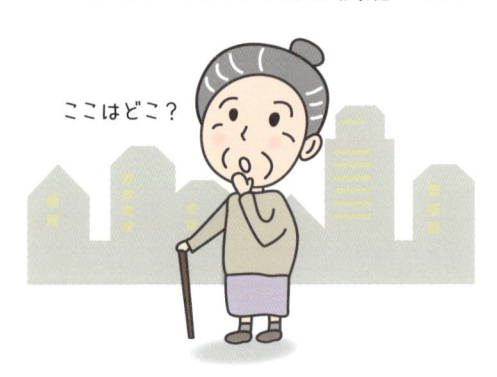

ここはどこ？

機能が低下した状態が長く続き、ゆっくりと徐々に機能がさらに低下していきます。

非がん疾患の経過は、疾患ごとに大きく異なります。また、予後に関係する因子が多様なので予後予測が難しい面があります。疾患によっては透析や人工呼吸器の挿入など延命治療が行われるため、積極的治療と緩和ケアを並行して行うケースがほとんどです。

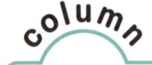

緩和ケアの対象となる患者さん

非がん疾患の場合、患者さんがはっきりとした痛みや苦痛を訴えることはあまりありません。おそらく痛みや苦痛があっても「歳だから」「病気だから」仕方がない、と思っているのでしょう。したがって、外来や入院病棟、あるいは訪問看護先で緩和ケアの介入が必要かどうかを見極めることが大切です。

普段から歩行がおぼつかなくなっていないか、呼吸は安定しているか、表情が暗くなっていないかなど、こまめに気を配り、時には思い切って声をかけてみましょう。

緩和ケアはチームが基本

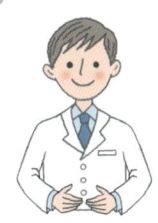

トータルペインに対する緩和ケアでは「包括的なアプローチ」が必要です。しかし、医師や看護師だけでは限界があり、薬剤師、医療ソーシャルワーカー（MSW）、精神科医など多職種との連携が不可欠です。また、在宅緩和ケアではケアマネージャーや介護職員、市民ボランティアなど広範囲な連携が必要とされます。

院内緩和ケアチームの利点と課題

●緩和ケアチームの利点

　緩和ケアチームや緩和ケア病棟の増加により、がん診療連携拠点病院をはじめ多くの施設で緩和ケアチームが生まれています。緩和ケアチームを構成するのは、医師、看護師、薬剤師であり、組織の規模によってはMSWや精神科医（精神腫瘍医、心療内科医）、ときに院内牧師（チャプレン）や僧侶が加わります（図参照）。今後緩和ケアを行う機会が増えるであろう非がん疾患では、多職種によるアセスメントが患者さんを総合的にとらえ、適切なケアの方向性の決定に役立つほか、本文106ページで解説する意思決定支援に対する効果的な支援が期待できます。

●緩和ケアチームの課題

　人間である以上、コミュニケーション不足や職域間の上下関係、緩和ケアに対する価値観、倫理観の違いなどから意見に相違をきたし、チームとして有機的に活動できないケースも少なくありません。こうした問題を解決するには、強いリーダーシップを持つ人物（多くは医師ですが、看護師のケースも増えています）が、①患者さんに対する緩和ケアが最終目標であることを再確認する、②①を達成するための共通の目標を設定し、③目標達成に向けたチームメンバーが取るべき行動を明確化する、④コミュニケーションを密にし、感情の行き違いなどは早めに摘み取る、などの努力が必要です。

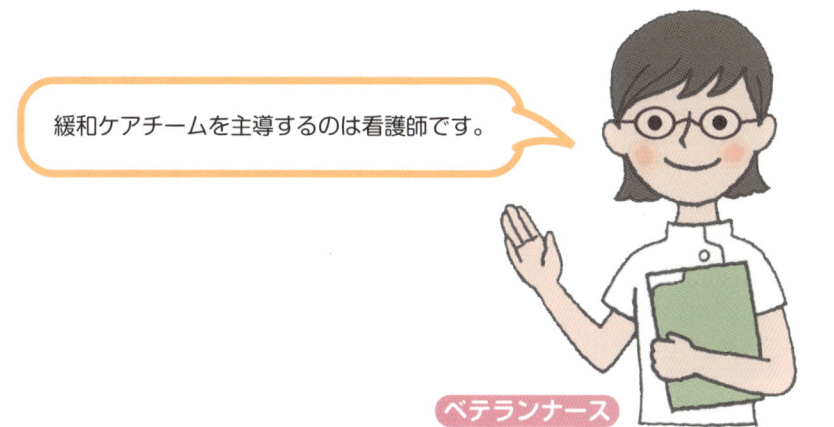

緩和ケアチームを主導するのは看護師です。

ベテランナース

緩和ケアチームの構成とメンバー

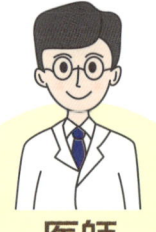

医師
がんに伴う様々な症状を
やわらげます。

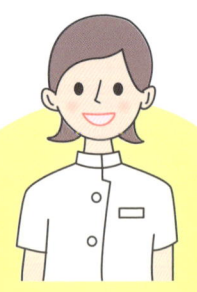

看護師
緩和ケアに関する専門的な
知識や技能を持つ専門・
認定看護師などが支援します。

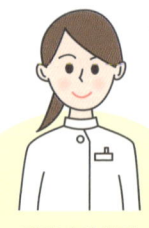

薬剤師
痛みなどの症状をやわらげる
ための薬についての助言や
指導を行います。

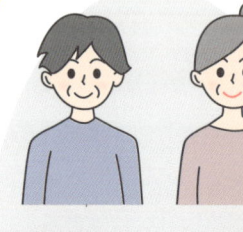
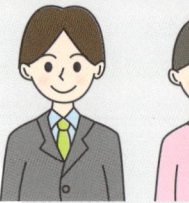
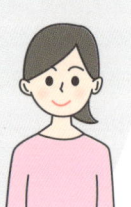

患者さん・ご家族

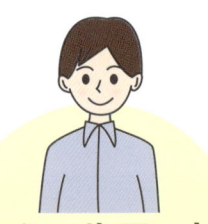

ソーシャルワーカー
生活面や医療費など経済面での
問題について、ご相談を受けた
り社会的サービスや在宅医療を
受けるための支援を行います。

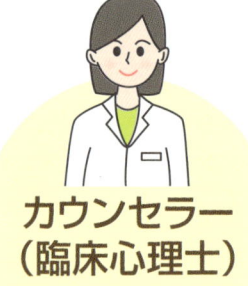

カウンセラー（臨床心理士）
がんに伴う心の問題（不安、
うつ状態など）について、
専門的に支援します。

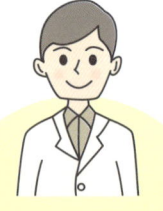

栄養管理士
食事の献立や味付けの工夫など
の助言などを通じて、食生活に
関わる問題を対応します。

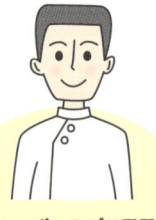

リハビリ専門医
（理学療法士、作業療法士、言語聴覚士）
身体の機能を最大限に活用し、
安全に生活できるようにする
ためのリハビリテーションを
担当します。

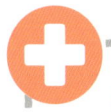

緩和ケアチームでの看護師の役割

●患者さんの代弁者

　看護師は緩和ケアチームのなかで最も患者さんと共に過ごす時間が多い職種です。また、医師には話せないことも「看護師さんにはいえるけどね」と打ち明けてくれる患者さんも多いでしょう。緩和ケアは患者さんの「主観的な症状」を癒やすケアであり、痛みの適切なアセスメントが最適な緩和ケアにつながります。看護師には、患者さんの「主訴」をチームメンバーに伝える代弁者としての役割が期待されます。

●患者さん・家族の教育担当

　緩和ケアは患者さんからの「主訴」がなければ始まりません。痛みや苦痛を訴えることは、治療に役立つことを繰り返し伝えましょう。また、緩和ケアそのもの、あるいは痛み治療に有効なオピオイド鎮痛薬に対する偏見や忌避感を持っている方も多いので、患者さん本人と家族に対して、緩和ケアの必要性と薬、特にオピオイド鎮痛薬の有用性を伝えるようにしましょう。その際に、薬剤師の同席を求めると「チームで関わってくれている」安心感を提供することができます。

●痛みのアセスメント

　看護師本来の役割として痛みのアセスメントがあります。これについては、本文30ページで詳しく解説しているので参照してください。また、体動に伴う痛みや食事、排泄といった生活動作のなかの苦痛を業務のなかでアセスメントできるのは、生活に密着したケアを行う看護師しかいません。このほか痛みや苦痛に配慮した環境整備を行うことも看護師の大切な役割です。

●治療効果のアセスメントと共有

　主訴の評価に続き、緩和ケアの治療効果を常にアセスメントすることも看護師の大切な役割です。患者さんからの情報は常にチーム内で共有し、目標とする痛みレベルに妥協がないか患者さんの代弁者の立場で検討しましょう。

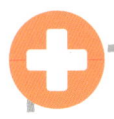

多職種連携のコツ

●記録を残す

　病院の緩和ケアチームは兼任の場合が多く、口頭での申し送りはミスにつながります。共通基盤としてのアセスメントシートを用意して痛みや苦痛の評価、副作用報告などを書き込み共有しましょう。また、チーム・カンファレンスの記録は毎回とりましょう。

●箱（場所）を用意する

　兼任チームの場合、専用のカンファレンスルームを用意することは難しいかもしれません。しかし、自分たちの「箱（居場所）」の有無はチームメンバーの志気に関わります。定まった場所がないと情報の共有は一層難しくなります。医師や経営陣に要望を出し、箱を用意してもらいましょう。

●他職員へのアピール

　院内パンフレットなどを作成して実績を紹介したり、緩和ケアに関する院内セミナーを定期的に開催することで病院内に「緩和ケアチーム」の役割を伝えましょう。「見せて、魅せる」ことで院内の認知度もそうですが、メンバー内に自負心と結束が生まれます。

●患者さんに参加してもらう

　これは施設の方針にもよると思いますが、患者さんにカンファレンスに参加してもらい責任感と連帯意識を高めるのもひとつのコツです。最近は事前の意思決定書を作成するため、積極的に患者さんとご家族に同席を求める施設も出てきています。

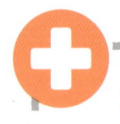

在宅緩和ケアにおける連携

●生活モデルのなかの「多職種」

在宅緩和ケアはがんに代表される医療ニードの高い疾患から、高齢認知症患者や老衰など生活ケアニードが高い疾患へと領域を広げています。このため緩和ケアチームとしての連携も、在宅医、訪問看護師という最小単位からケアマネージャー、介護士、ソーシャルワーカーなどの介護福祉職、麻薬小売業者の免許をもつ地元の調剤薬局や口腔ケアを担う歯科医、理学療法士、栄養士など多岐に渡ります。場合によっては市民ボランティアが加わることもあります。

在宅緩和ケアでは医療と介護が連携

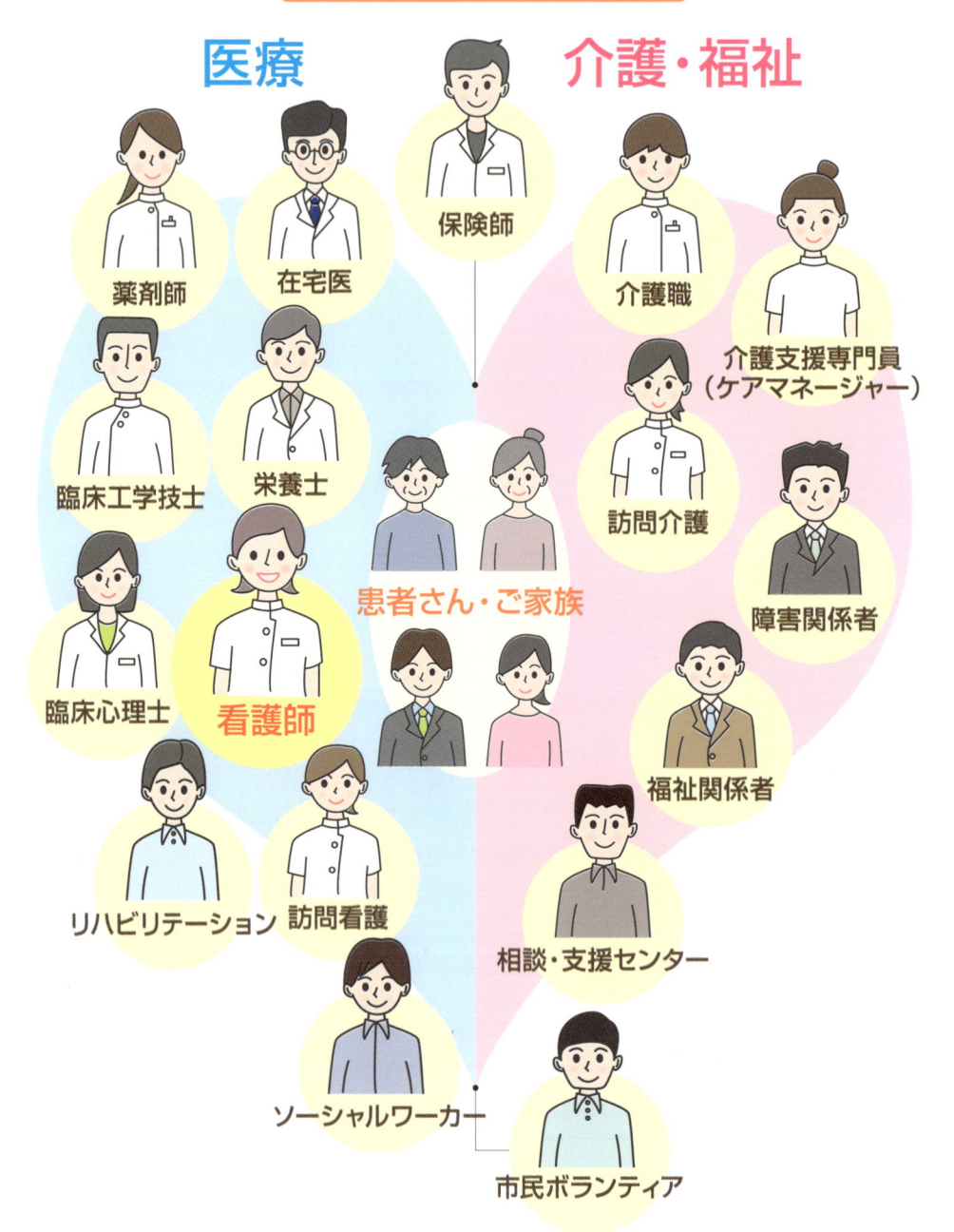

医療　　　　　　　　　介護・福祉

薬剤師　在宅医　保険師　介護職　介護支援専門員（ケアマネージャー）

臨床工学技士　栄養士　訪問介護　障害関係者

臨床心理士　看護師　患者さん・ご家族　福祉関係者

リハビリテーション　訪問看護　相談・支援センター

ソーシャルワーカー　市民ボランティア

●介護施設での看護師の役割

　日本看護協会が実施した「介護施設等における看護職員に求められる役割とその体制のあり方に関する調査」において、施設側へ「看護師に求める役割」をヒヤリングしたところ、次のような役割が期待されていることがわかりました。

①画一的に管理する「看護」ではなく、生活に視点をおく関わり。
②身体状況や生活状況の把握とアセスメントで未然に体調悪化を防ぐ。
③病院での治療優先のケアからの転換──減薬や膀胱留置カテーテルの抜去など。
④利用者の希望に沿った個別ケア、ターミナルケアの支援。
⑤家族、介護職の言葉を医療的に翻訳して医師に伝える、逆に医師の言葉をやさしい言葉に置き換えて伝えるなど、医師との橋渡し役。
⑥事業所内外との連携の要。
⑦介護職と協働しチーム対応できる仕組みづくり。
⑧看取りの支援──特に介護職の不安の軽減など縁の下の力持ちとして支援を行う。

　一朝一夕にできることではありませんが、看護師が役割をしっかり果たしている施設は地域住民からの信頼性が高く、看護師自身のやりがいやモチベーションが高いという結果も示唆されています。

●介護職との連携のコツ

　在宅、介護施設を問わず、24時間365日の緩和ケアを支えるには、介護職の協力は不可欠です。しかし医療モデルで教育を受けてきた看護師と、「生活ケア」を柱にする介護職との間で意見の相違が発生しやすいので注意が必要です。在宅（居宅）緩和ケアチームを有機的に動かすには、介護職を教育すると同時に、介護職の専門性や勉強してきた内容を理解し「共通言語」を探ることが大切です。

　一番の共通言語はなんといっても「患者さんの最善の利益のため」という目標です。看護職が介護士と一緒になって積極的に排泄支援、入浴介助、食事介助を行っていくと多くの「気づき」があり、体調の変化への事前対応やトータルペインのチームケアにつながります。介護職の視点を自分自身の視点と同様に尊重しましょう。

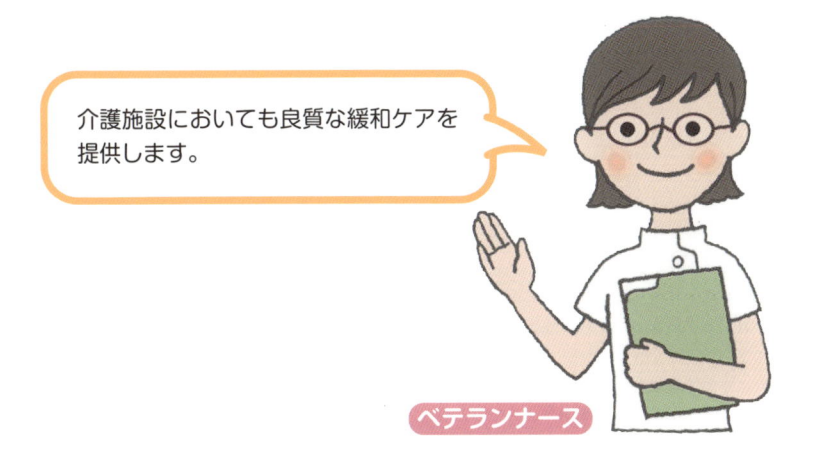

介護施設においても良質な緩和ケアを提供します。

ベテランナース

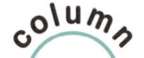

対患者さんと同じ？　多職種間のコミュニケーション

　チーム・カンファレンスに出席する前に、患者さんの情報、自分の意見を整理しておきましょう。他のチームメンバーの意見を聞く際はそれぞれの職種の立場を理解しながら真剣に耳を傾け、一旦受け入れてから自分の意見を素直に出すと意見交換がしやすくなります。

　また、訪問看護師や介護福祉職など外部の職員が同席している際は、最初にカンファレンスの目的を再確認し、うなずく（同意・共感）、身を乗り出す（熱心さ、肯定）の非言語的コミュニケーションを使いながら対話を進めていくと、信頼関係を築きやすくなります。普段、患者さんに対して意識的に行っているコミュにケーション方法が役立つので、使えそうな方法をチョイスして工夫しましょう。

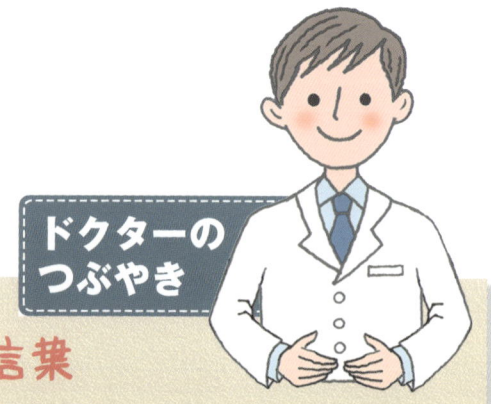

**ドクターの
つぶやき**

「連携」と「チーム」という言葉

　チーム医療では「多職種連携」という言葉がよく使われます。おおよそ「異なった専門を持つ専門職が、共有した目標に向けて共に働くこと」という意味です。在宅（居宅）緩和ケアでは専門職が雨後の竹の子のように勢揃いし、「船頭多くして船山に登る」事態になりかねません。

　チームづくりの理想は、わざわざ「連携」という必要がないほど「一体感」があること。強いサッカーチームは相手ゴールを割るという目標を選手が共有し、一秒ごとに状況が変わるなかでまるでひとつの生き物のように有機的に動いてゴールを決めます。緩和ケアチームも同じで、全員が「患者さんの痛み、苦痛をとる」というゴールを共有し、一体となって働くからこそ笑顔が生まれます。ゴールに対する執念がない人はメンバーとしてふさわしくありません。そこはきっぱりと申し渡してもいい、と私は思っています。

患者さんの笑顔がみたい！

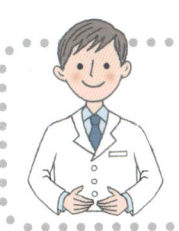

最後まで「その人らしく」生きることを支えるのが緩和ケアの究極の目標です。その人らしさ、って何でしょうか？　私は「笑顔」があることだと思います。

緩和ケアは「わろてもろてナンボ」

●眉間のしわが消え、笑顔を取り戻すこと

どこかに痛みがある、気がかりや息苦しさがあるとき、人は例外なく笑顔が消え、眉間が険しくなります。痛みや不安が笑いを奪ってしまったのです。逆に患者さんの笑顔は緩和ケアがうまくいき痛みから解放され、QOL（生活の質）が保たれている証拠。緩和ケアの目的は色々な言葉で語られますが、最終的には「患者さんの笑顔を取り戻すこと」なのです。

●トータルペインを癒やし、心から笑おう

患者さんの笑顔を消し去るのは、身体の痛みや不快な症状だけではありません。自立した日常が失われ、社会的な役割を果たせなくなったときも笑顔が消えてしまいます。将来や死に対する不安、家族を残していくことの悔しさなどスピリチュアルペインに表情がこわばることもあるでしょう。

経済的な事情など原因が明らかなときはソーシャルワーカーに介入してもらう、不安や不眠などには抗うつ薬の投与を検討するなど、具体的な解決作の提案が安堵の笑顔をもたらします。しかし、最も大切なことは患者さんの訴えに心から耳を傾けることです。たとえ痛みが残っていたとしても患者さん個人が大切にしている価値観を理解し共感したときに、心からの笑顔に出会えるはずです。

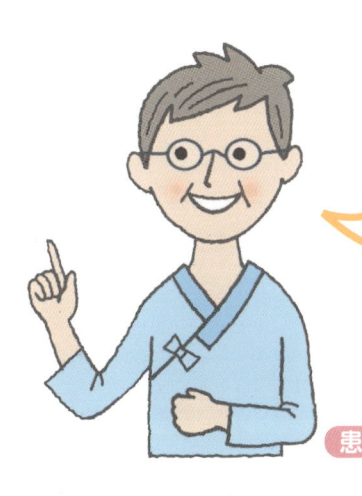

こんなに笑わせてもらって、
おかげで痛みが楽になりました。

患者

●美味しい！　楽しい！　嬉しい！　ありがとう。

目の前にいる方は「患者さん」ではなく、一人の人間です。人が笑みを浮かべるのはどんな時でしょうか。ぎゅっと胸が苦しくなるほどの緊張がパラっと解けた瞬間の「生理的な笑い」。味覚や触覚など五感に心地よい刺激が感じられたときの「快感」、理解し、共感してもらったときの「喜び」「安心感」そして「感謝」の気持ちが生まれたときです。

日常生活のなかで「美味しい」「楽しい」「嬉しい」を引き出すケアを提供していきましょう。一口でも好物を食べるにはどうしたらいいのか、よく眠っていただくためのマッサージやアロマセラピーなど工夫できることは何でも取り入れてみてください。

●セルフケア、家族ケアを忘れずに

人の前頭葉には相手の感情を読み取る神経があり、相手が「笑顔」の時は自分も自然に「笑顔」になります。「笑顔」は伝染するのです。したがって、患者さんの笑顔を引き出すには、まず自分が笑顔でいることが大切。忙しさや疲労で自分自身にゆとりがなかったり、緩和ケアチーム内がぎくしゃくしていると、患者さんに笑顔を向けることができません。

同じ意味で家族ケアも大切です。特に在宅緩和ケアでは家族は「第二の患者」でもあります。家族の眉間にしわを見つけたら、それはSOSのサイン。介護負担の見直しやレスパイトケアの利用を考えましょう。

ドクターのつぶやき

緩和のプロは笑いのプロ

緩和ケアは、わろてもろてナンボ。これは著者の本心です。診療所の職員に常々「僕らは吉本興業の芸人やで！　芸がないなら冗談のひとつもいわなあかん」とはっぱをかけているくらいですから。

何も関西人だからウケを狙え、といっているワケではありません。ただ、緩和ケアの現場だからといって四六時中「人生とは」「生きる意味とは」と、それこそ眉間にしわを寄せて深刻にならなくちゃいけない、と身構えるのは何か違うと思うのです。

人間は「にも関わらず、笑うことができる」動物です。「痛みがあるのにも関わらず、漫才を聞いて家族や友人と笑うことができる」「今日、明日の命にも関わらず、一口のビールに満足の笑顔が浮かぶ」——。みっともない姿から、それこそ自分の生き死にまで冗談にして笑い、「でも、いまは生きている」と実感するのが人間です。すごいことですよね。

私たちはそのすごい現場に立ち会い、参加させてもらっているわけです。笑う力を取り戻すためなら基本的な緩和ケアをベースに鼻に赤いボールつけるのでも、キムタクばりのカラオケ・コンサートやるのでも、何でもやるで！　の気合いで緩和ケアに臨みましょう。そして、自分も一緒に笑いましょう。

chapter 2

患者さんとの
コミュニケーション

緩和ケアの対象である身体的・精神的な痛みは
検査数値で表すことができない「主観的」な苦痛です。
適切なアセスメントと評価は患者さんの訴えに寄り添い
五感をフルに活かしたコミュニケーションから生まれます。

主観的な「痛み」を信じる

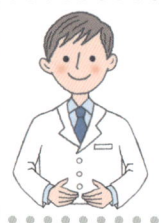

「痛み」は主観的な症状であり、患者さんは周りにわかってもらえない孤独感と不安、恐怖を抱えています。24時間とぎれることなく痛みに対応する看護師が、患者さんの訴えを信じ、患者さんに安心（信頼）してもらうことから緩和ケアは始まります。

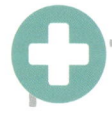 患者さんを支えるコミュニケーション

●痛みの表現を否定しない

日々の看護のなかで「痛み」の訴えに耳を傾けることは、意外に難しいものです。看護師自身に余裕がないときは「痛い」という訴えに対し「がまんできなくなったら、コールしてください」「薬を飲んだばかりですから、がまんしてください」と「これくらい、がまんできるでしょう？」とでもとれる心ない言葉を投げることもしばしばです。こうした場面が重なると、患者さんは痛みを訴えることを諦めるばかりか、痛みの閾値が低下し苦痛が悪化してしまいます。

●繰り返し痛みのアセスメントを行う

患者さんは医療者に「痛い」と訴えると「嫌われる」「面倒な患者だと思われるかも」と心配しているので痛みの訴えをためらうことがあります。また、痛みや苦痛は刻一刻と変化するため、自分でも適格な言葉で表現できずに、結果的にがまんしてしまいます。したがって、看護師が繰り返し痛みについて尋ね、アセスメントすることが重要です。

痛みは「血圧、脈拍、呼吸、体温」に続く第五のバイタルサインです。患者さんが痛みを感じているという「事実」に目を向けて、主観的な痛みを「言語化」「視覚化」して共有することで患者さんとの間に信頼関係が生まれてきます。具体的なアセスメント方法については、本文33ページを参照してください。

●支持的に接する

患者さんに支持的にかかわることは、安心感（信頼感）を与え、患者さん自身の自己コントロール感、自己肯定感を支える大切な要素です。患者さんが話すことに対して、自分の判断や解釈を加えることなく、あるがままに受け止めましょう。コミュニケーションの技法として、話の区切りに「なるほど」「そうですね」と合いの手を入れ「聞いていますよ」と伝える方法や、患者さんが伝えたいメッセージをとらえて返す「反復（単なるオウム返しではない）」、要約して返す「反射」などがありますが、表面的な技術に頼ると逆効果です。テクニックはおいおい学んでいくとして、何よりもまず患者さんの訴えや話に対し真剣に耳を傾け（傾聴）、理解しようと努力することがすべてのスタートです。

●チャンネルを合わせる

患者さんの病室、あるいはご自宅のお部屋のドアの前に立った時からコミュニケーションは始まっています。静かにドアを開けて挨拶をしながら患者さんの様子を観察し、表情や呼吸、声の大小や話すスピードをコミュニケーション相手のそれに合わせてみましょう。これは心理学用語で**チューニング**、**ミラーリング**、**ペーシング**とも呼ばれる方法です。

例えば、痛みで眠れずヘトヘトになっているときに、勢いよくドアが開き「おはようございます！」と陽気な大声で挨拶されたらどうでしょうか。「ああ、この人はわかってくれない」という気持ちになるだけです。

痛みや苦痛を抱えている患者さんに接するときは、動作をゆったり目にして側に座り、相手の声のトーン（強弱や大小）に合わせた声かけを心がけましょう。そうすると患者さんは「共感してもらえている」と感じます。もちろん、痛みが緩和されて笑顔が戻っているときは、とびきりの笑顔で応えてください。

家族や友人など親しい間柄では自然に息が合うものです。しかし、看護師は様々な状態の患者さんと接するので、意識してチャンネルを合わせる必要があります。

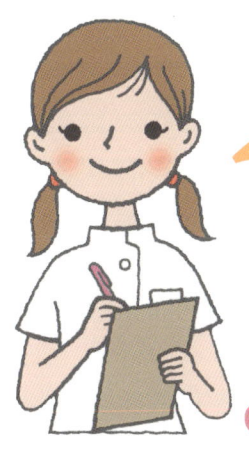

看護師が繰り返し痛みについて尋ね、アセスメントすることが大切なのですね。

新人ナース

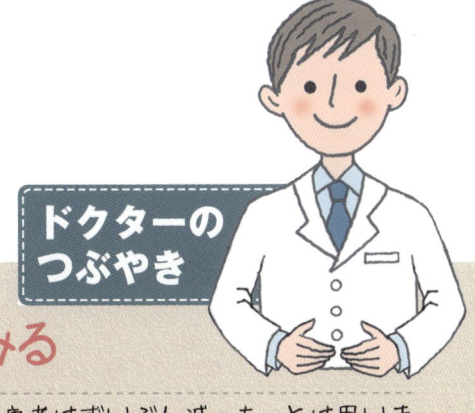

ドクターの
つぶやき

時には心の白衣を脱いでみる

権威主義で高圧的に患者さんに接する医療者はずいぶん減った、とは思いますが「白衣」を着ているだけで権威的であることには変わりません。だから「白衣高血圧」なんて言葉が生まれるわけで、著者は「白衣＝暴力」だとすら思っています。

緩和ケアの現場では「心の白衣」を脱ぎ、一人の人間として一人の人間（患者さん）のトータルペインの訴えに耳を傾け、痛みに寄り添わなければならないときが必ず来ます。コミュニケーションスキルにこだわらず、何より人生の先輩や人間としての苦痛に耐えている方への尊敬の念と共感をもって接してください。

患者さんの感情に寄り添う「NURSE」

　米国がん研究所では、患者さんの感情に寄り添い、対応するためのコミュニケーションスキルとして**NURSE**が推奨されています。N：Naming（命名）、U：understanding（理解）、R：Respecting（承認）、S：Supporting（支持）、E：Exploring（探索）の頭文字をとったもので、具体的には次のようなやりとりが想定されています。

N：Naming（命名）　患者さんの感情に命名することから始める。具体的な感情を表す形容詞で表現することで、感情を適切に認識したというメッセージを送ることができる。

例）「それは本当に寂しいことですね」「これからのことが心配なんですよね」

U：understanding（理解）　感情的な反応を理解し、正当化して受け入れる。

例）「そんなことがあったら、私も怒りますよ」「悲しいのは当然だと思います」

R：Respecting（承認）　感情だけでなく、ものごとに対する姿勢や態度、人格、対処法を含めて承認する。

例）「あなたが頑張っておられることは、とても素晴らしいことだと思います」

S：Supporting（支持）　看護師が援助したいと思っていることを、明確に伝える。また患者さん自身とチームを組んで援助することができる。ただし、コミュニケーションがしっかり成立していないと、おざなりな印象を与えかねない。

例）「できる限りの方法でお手伝いします」「みんなで一緒に考えましょう」

E：Exploring（探索）　共感において最も大切なスキルで、患者さんの話すことに質問をし、関心をもって焦点化しながら尋ねる。

例）「いまどのようなお気持ちですか」「もっと詳しく教えてくださいますか」「心配していらっしゃることをお話していただけますか」

　NURSEは患者さんの感情の表出に焦点をあてたコミュニケーションスキルですが、無理に実行しようとすると返って患者さんの気持ちを無視することになりかねません。患者さんが本当の気持ちを表に出せるよう、言葉に耳を傾け、言外の感情表現──例えば顔をしかめる、声が小さくなる、などにも気を配り患者さんが伝えたいことの本質をくみ取ることが大切です。

非言語的コミュニケーション

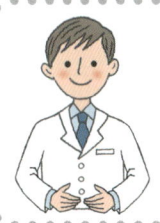

非言語的コミュニケーションとは言葉以外の身振りや声の調子、表情などを通じて交換されるコミュニケーションを指します。ある研究では、話し手が聞き手に与える印象の9割は、非言語的コミュニケーションで決まる*、とされています。

✚ 非言語的コミュニケーションの要素

●視覚的要素

　笑顔やうなずき、視線などがこれに当たります。要所要所でゆっくりうなずきながら会話を進めていくと患者さんは「聞いてもらっている」と感じ、安心できます。視線の高さを患者さんに合わせることがとても重要です。アセスメントツールや手元のデバイスに気を取られて患者さんと向き合うことを疎かにしないようにしましょう。

●聴覚的要素

　本文31ページでも解説しましたが、患者さんの声の調子やスピード、呼吸にチャンネルを合わせたコミュニケーションを心がけることは「この人はわかってくれている」という信頼感を支えます。会話のなかで患者さんの声のトーンや速度に合わせていきましょう。

●身体的要素

　非言語的コミュニケーション要素のなかでも影響が大きいのは、ジェスチャー、動作です。会話中に腕を組んだり、むやみに振り回すことは自分自身の「不安」や「自信のなさ」を表し、患者さんにもその不安が映し出されてしまいます。動作はゆったり、大きくが基本です。例えば「話してください」というメッセージを伝えるには両手を開放的に広げたり、また「理解していますよ」というメッセージを伝えるためにはうなずきながら両手を重ねて自分の胸（ハートの位置）に置くなどの動作を添えてみてください。

> 言葉は大切。でも、言葉以外はもっと大切。

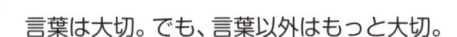

ベテランナース

＊出典：Mehrabian A, Ksionzky S. Factors of interpersonal behavior and judgment in social groups. Psychol Rep. 28(2):483-92.1971

●環境的要素

●パーソナルスペースの尊重

人間は親密度によって許容できる対人距離**パーソナルスペース**があり、むやみに距離を詰めてこられると不安や気詰まりを感じます。また、診る側より診られる側のほうが弱い立場になるため、アセスメントに熱心なあまり真っ正面から距離を詰めるようでは親密なコミュニケーションを妨げます＊。ベッドに寝ている、あるいは座っている患者さんから看護師の姿を捉えやすいように、斜め横から「座らせていただいていいですか」など声をかける工夫が必要です。

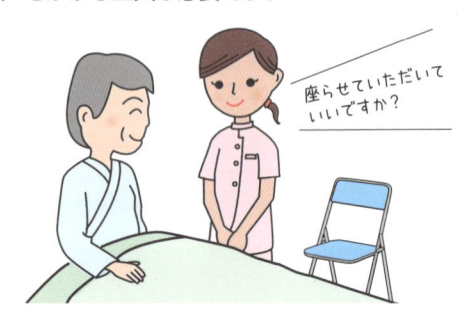

座らせていただいていいですか？

●タッチング・コミュニケーション

タッチング、いわゆる「手当て」は看護の真髄ともいえる要素です。現代の看護の現場では処置のための「さわる」「腕をつかむ」「にぎる」「こする」動作は頻繁に行われていますが、「手当て」は疎かになりがちです。

適切なタッチングは患者さんとの心理的な距離を縮め、患者さんの痛みや不安を緩和する効果や、言葉によるコミュニケーションを促進して、信頼関係を築く効果が証明されています。患者さんに不快感を与えないように「さすりましょうか？」など声を掛けて許可を得てから、タッチングを行ってください。

基本は①手のひらの真ん中で、②ゆっくりとしたストロークで、③大きくさする、です。ある実践技法として、1秒間に5センチほどのゆっくりしたスピードで最もリラックス効果が最も高く、1秒間に20センチの速度では交感神経が優位になり覚醒度が高まることが示されています＊＊。

---

column

悪い知らせを聞いたあとは……

治癒は期待できない、余命が残り少ないなど「悪い知らせ」を聞いた後の患者さんとどう接すればいいのでしょうか。そういうときの患者さんは、否認、怒り、悲嘆の感情をいったりきたりしています。「あんたに何がわかるんだ！」と理不尽な現実に対する怒りをぶつけられることもあります。

患者さんががっくり肩を落としているようなときはつい励ましてしまいがちですが、一緒に肩を落とすことも共感と理解を示す方法です。「もし私が患者さんの立場だったら、どう思うだろう」と一旦、自分の身に置き換え、その気持ちを素直に表現すると「共感」を伝えられます。「ごめんなさい、うまく言葉にできません」でもいいのです。

他人の痛みや辛い気持ちを100％理解できる人間はいません。代わってあげることもできません。その限界を認識することは看護師自身の痛みであり、苦しみです。その場を離れたくなるかもしれませんが、感情の嵐のなかにいる患者さんを支えるのは「いま、ここの関係性」です。患者さん自身の感情の表出を促すコミュニケーション（時に沈黙）を心がけ、辛い事実を受容できるまで寄り添いましょう。

＊出典：山口創、看護師 - 患者間の非言語行動の実際と課題―身体心理学の立場から、桜美林論考、2011
＊＊出典：山本裕子、触れるケアの効果、千里金蘭大学紀要11、77-85、2014

質問を怖がらない

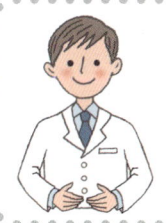

患者さんが満足する緩和ケアを実践するには、患者さんが何に苦しみ、どうして欲しいと希望しているのかを理解することが大切です。迷ったら直接、患者さんに質問しましょう。適切な緩和ケアのヒントは常に患者さんのなかにあります。

➕ オープンクエスチョンの利点と限界

オープンクエスチョンは聞いたことに対し「はい」「いいえ」で答えることができない質問のことで、患者さんの意見や感情の表出に役立ちます。「何が心配ですか」「何かほかに、こうなったらいいなあと思うことはありませんか？」などがこれに当たります。

これに対し「クローズドクエスチョン」は「はい」「いいえ」で回答が済む簡単な質問です。初対面のぎこちないときは「今日は天気が良いですね」「はい（いいえ）」、「あと1週間で退院ですね」「はい（いいえ）」というように、会話のテンポを生み出してくれます。

緩和ケアの現場では患者さんの苦痛や痛み、感情と希望を引き出す「オープンクエスチョン」をうまく使いこなすことが大切です。ただ、オープンクエスチョンは答えの想定があいまいなだけに、患者さんによっては「なにもかも不安で心配です」とか、逆に「いや、もう十分ですよ」など、具体的な痛みや希望がわからないときもあります。心からの希望を聞き取るには、一歩踏み込んだ問いかけが必要になってきます。

あなた。聞き上手な看護師さんですね。

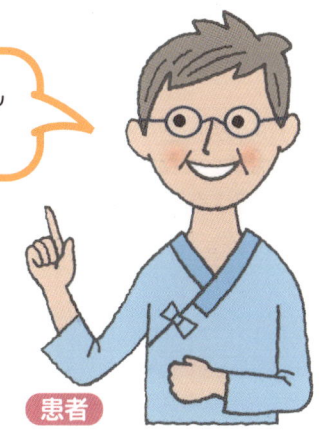

患者

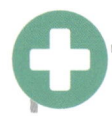

一歩踏み込んだ質問をしてみよう

●ライフストーリーに耳を傾ける

オープンクエスチョンでは表出できなかった痛みや希望は、患者さんがこれまで歩んできたライフストーリーや価値観に耳を傾けることで、思いがけず言語化されることがあります。

患者さんの生まれや育ち、これまでの人生で大切にしてきたことなどを臆せず聞いてみましょう。

「仕事仕事だったけど、やっぱり家族のためだから頑張ってこれたんだよね」という話から「だから家族に迷惑はかけたくないけど、やっぱり家に帰りたいなぁ」という思いがぽろりとこぼれるときがあります。表出された感情を「家に帰りたいけど、ご家族に迷惑をかけるのが心配なんですね」と受け止めながら、在宅緩和ケアの可能性や家族の負担を軽減するために取れる手段などを伝えることができます。

●ケアに対する満足度を聞く

ちょっと怖いかもしれませんが「痛みがとれたら、何をしたいですか」「もうちょっとこうだったらいいなぁ、ということはありませんか」と問いかけてみましょう。痛みが緩和されていれば、あれこれ希望が出てきます。痛みのケアが不十分であれば「もう諦めてますよ」など否定的な言葉がでてくるでしょう。回答から痛みの再評価と薬剤やケア方法の微調整につなげていきます。

外出や旅行など、希望がどんどんでてきた場合は処置や介護の工夫でできることがあることを伝えましょう。たとえ身体的な痛みや苦痛が完全に消失しなくても、希望を実現することでトータルペインが緩和され、満足度が向上します。

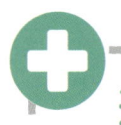

逆質問を効果的に使おう

●答えにくい質問をされたときは

患者さんから「もう駄目なんでしょうか」「あと、どれくらい生きられるの？」と問われ、動揺しないでいるのはとても難しいことです。ともかく表面的には動揺を抑え、「どうしてそう思われるのですか？」「何か、具体的に心配されていることがありますか？」など、患者さんの質問の背後にある感情や思いを引き出すように「逆質問」をしましょう。言葉にできないときは、首をかしげて次の質問を促す非言語的コミュニケーションも有効です。

こうした質問をするときの患者さんは、自分自身のなかにある程度の見通しと葛藤があり、それを医療者に確認したり、辛さをぶつけたがっていることがほとんどです。「なんとなく覚悟はできているんですが、苦しいのかなぁと思うと不安なんです」など、答えにくい質問の背景には不安や怒り、悔しさなどの感情が隠れています。質問の後は口を挟みたくなる衝動を抑えて沈黙を心がけ（沈黙に耐えて）、ぽつりぽつりと漏れてくる本心を受け止めましょう。

感情を表出したあと、終末期の具体的な経過やケアについて知りたいという気持ちが明らかなときは、チームメンバーを交えて情報の提供と患者さんの意思を確認する場を設けるなど、適宜、対応していきます。

本人の意思決定を支える

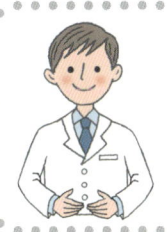

自分の人生をどのように生きて、どのように死ぬかは一人ひとりの大切な課題です。緩和ケアの目標である「最期までその人らしく」を支えるためには、患者さん本人がどう生きて、どう死にたいと思っているのか、その意思を確認し、支える覚悟が必要です。

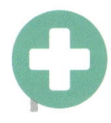

アドバンス・ケア・プランニング（ACP）

　高齢多死社会を目前に、日本でも終末期の延命措置の成否を事前に本人が決定する「アドバンス・ディレクティブ」（事前指示書）が緊急入院時などで利用されるようになりました。しかし、現実に指示書が必要になった際、当事者の7割以上は意思決定が不可能な状態であり、効力については疑問符がついています。また非がん疾患はがんのように終末期が明確ではなく、積極的治療と緩和ケアの線引きができないため、事前指示そのものが難しいという問題がありました。

　このため近年は年齢や病期に関わらず、患者さんの価値観、人生の目標、将来の医療に関する望みを医療者が共有するプロセスである**アドバンス・ケア・プランニング（ACP）**が注目されています。ACPは、患者さんと医療者の継続的な対話のなかで、致死的な疾患、あるいは慢性的疾患で受ける医療とケアに対する患者さんの嗜好や意思

確かめ合い、それを実際のケアに反映させるプロセスです。患者さん自身が意思決定できなくなったときに備え、代理人を選定しておくこともこれに含まれます。つまり、ACPの目的とは医療者・介護者で編成されたチームが「患者さんの指揮のもと」で、患者さんにとっての最善の医療を提供することにあります。

　大きな意味では、例えば、20歳で成人に達したと同時にかかりつけ医とACPを始め、誕生日を迎えるたびに、あるいは就職、結婚、出産、子育てというライフイベントごとに見直すという方法も考えられます。しかし、実際は致死的な疾患に罹患した際、あるいは慢性疾患が進行し中等～重症化してからACPを試みるケースがほとんどです。ここでは後者のACPについて考えていきます。

●ACPの課題とメリット

　ACPは患者さんの参加が前提ですが、患者さんが自分自身の予後を想像すること自体が難しく、いざとなるとACPでは拒否していた「抗がん剤」や「気管切開」を受け入れることも珍しくありません。また病識そのものがない、あるいは否認の状態にあるなど、ACP以前のハードルが高い点があげられます。

　一方、ACPのメリットは①患者さんの自己コントロール感が高まる、②病院死の減少（在宅死の増加）、③患者（代理意思決定者）と医療関係者とのコミュニケーションが改善、④患者さんの考えや価値観が尊重されたケアが実践されることで満足度が向上し、家族の不安や抑うつ感が減少する、などが考えられます。

●ACPの前準備

ケアのゴール設定：患者さんの価値観は多様で、何が一番大切かは個々人で全く違います。ACPを作成する前に、患者さん本人と家族で何をケアのゴールとするのか、何を最優先させるのかを決めていきます。このゴールと優先順位は病状が進行するにつれて、しばしば変わります。適宜見直すようにしましょう。

リビング・ウィルと事前指示書の作成：患者さんの意思により避けたい医療行為を具体的に示したものです。入院時のほか、老健や特養に入所する際に作成しておくと苦痛ばかりをもたらす延命治療を避けることができます。

DNARの作成：心停止、呼吸停止状態で蘇生を行わないことを明示した事前指示書です。積極的な治療をしないのかと誤解されやすいので、丁寧な説明が必要です。

代理意思決定者の選考：複数の医師が患者さんに意思決定能力がないと判断した場合、患者さんに代わって意思決定を行う代理人が必要となります。家族や血縁者以外でも代理人になれるので、万が一の場合に備えて事前に患者さん本人が代理人を指名しておくのも手順のひとつです。最初から代理人となる人に参加してもらってACPを実践すると、患者さん本人と代理人との間のギャップが減ります。

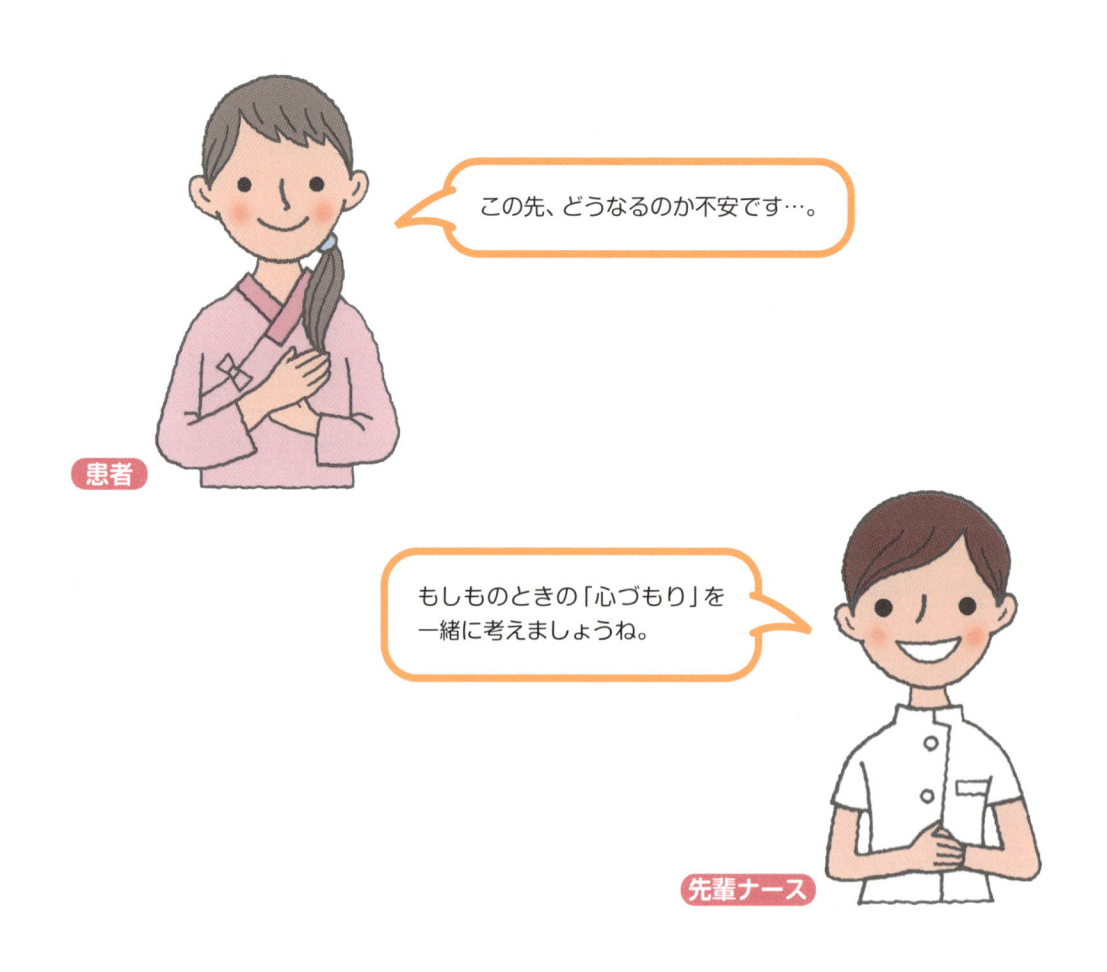

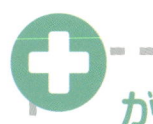

がんのACP

がんは患者さん本人に病識があることがほとんどで、予後予測がつきやすい疾患です。また、全身状態が良い期間が長く患者さん本人の意思を十分に反映したACPを企画、実践しやすい面があります。がんのACPは基本的に「人生最終段階の医療に関する意思決定プロセスに関するガイドライン (厚生労働省 2015年改定版)」に沿って行われます。

▼ 人生の最終段階における医療とケアの話し合いのプロセス (厚生労働省編)

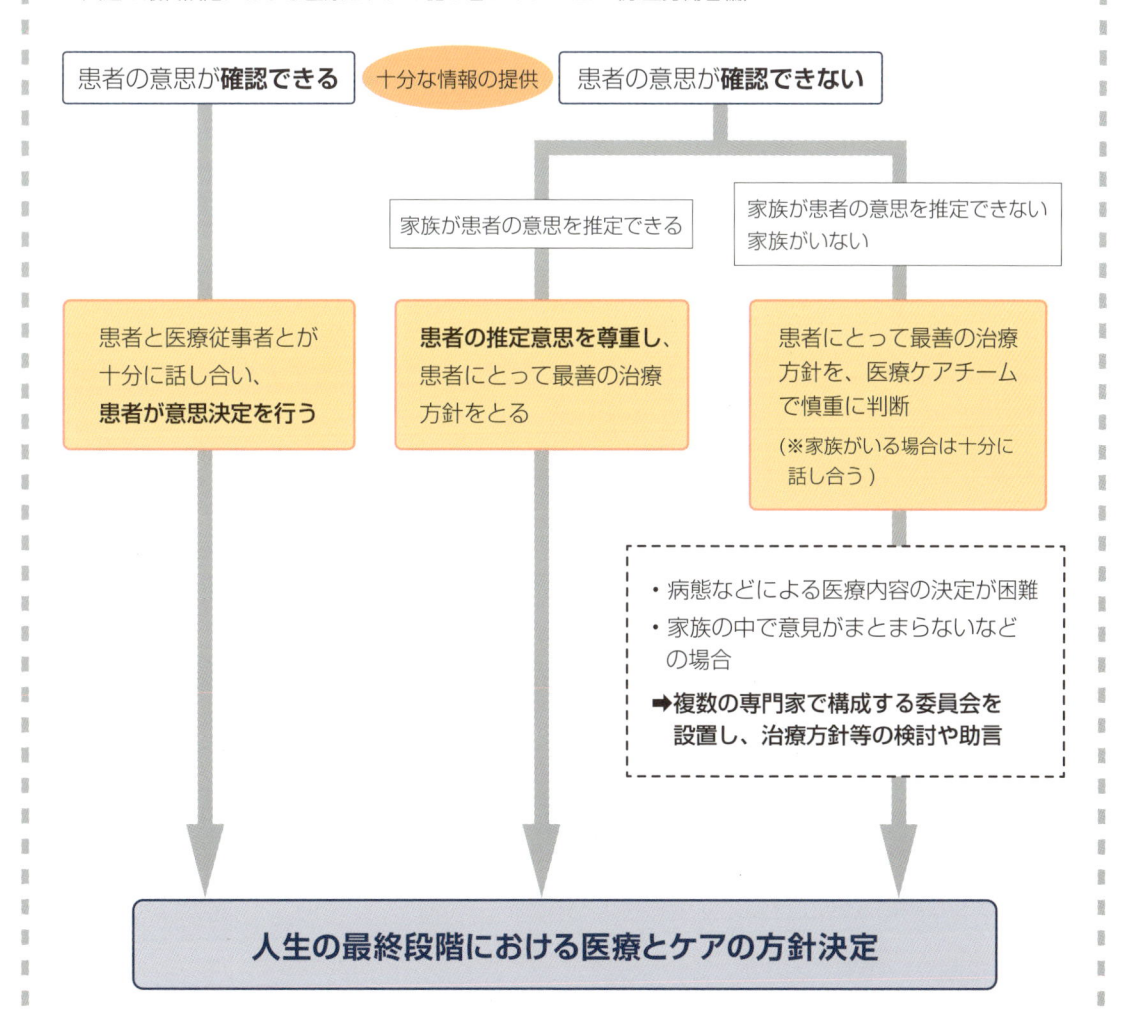

患者の意思が**確認できる** ── 十分な情報の提供 ── 患者の意思が**確認できない**

家族が患者の意思を推定できる

家族が患者の意思を推定できない
家族がいない

患者と医療従事者とが十分に話し合い、**患者が意思決定を行う**

患者の推定意思を尊重し、患者にとって最善の治療方針をとる

患者にとって最善の治療方針を、医療ケアチームで慎重に判断

(※家族がいる場合は十分に話し合う)

・病態などによる医療内容の決定が困難
・家族の中で意見がまとまらないなどの場合
➡ 複数の専門家で構成する委員会を設置し、治療方針等の検討や助言

人生の最終段階における医療とケアの方針決定

厚生労働省が意思決定プロセスに関するガイドラインを策定した背景には、2004年の北海道立羽幌病院の「事件」があります。このケースは誤嚥窒息のため心肺停止で搬送された90代の患者さんに心肺蘇生法を行い、心拍は再開させたものの「脳死状態」と診断した医師が、家族の合意のもとで人工呼吸器を外し看取ったことに対し、警察が同医師を「殺人容疑」で書類送検したものでした。最終的に担当医は不起訴となりましたが、生命維持治療を外して看取ることに対する法的な問題が浮き彫りになったのです。この指針でも法的な問題にまで踏み込んでいませんが、少なくとも同指針が公表されて以降、生命維持治療の終了を巡る刑事事件は生じていません。また、民事訴訟のリスクを避ける意味でも「その人らしい一生」を支える意思決定が一般社会に定着することが必要です。

●がんのACPを阻害する要因

家族の抵抗：病名や予後の告知を拒むことがあります。「辛い思いをさせたくない」という気持ちの背景には、ご家族自身の不安や恐怖、苦痛が隠れていることが多いようです。家族の不安を否定せず、支持的なコミュニケーションを心がけながら、本人にとっての最善が何かということを話し合っていきましょう。

医療者の押しつけ：患者さんと医療者の間には情報量や立場の格差が歴然と横たわっています。「この段階での治療は意味がないですよ」など医療者の意見を安易に表明することは、価値観の押しつけになりかねません。第三者からみれば馬鹿げた選択でも、患者さんの意思と自己決定の権利を尊重しましょう。

患者さん自身の抵抗：日本の患者さんは受け身の医療に慣れているため、突然の主役の座に戸惑い、必ずしも自分の意思を尊重し、優先したいとはすぐ思えないようです。むしろ、信頼できる医師に意思決定を委ねてしまうのが現実です。高齢多死社会において「ベルトコンベア式」の看取り事例を避けるためにも、患者さんの気持ちや本音を常に推し量り、言葉で表現してもらう努力が必要です。

●がんのACPの実践

　患者さんの本音にたどり着くまで、時間をかけて意向を傾聴し、整理しながら言語化していきます。

●意向の明確化

　患者さんの価値観やストレスへの対応パターンを知るために、これまでのこと、今の思い、これからへの認識など時間をかけて聞き出していきます。

これまでのこと：人生経験を通じて、その患者さんが強いストレスや打撃に対し、どのように対処してきたかを理解します。困難に直面した際の選択や行動パターンはACPを勧めるうえで参考になります。

いまの思い：がんという診断名をどう受け止めたのか、今感じている気持ちなどを聞いていきます。そのなかから現在持っている希望や優先したいことを掘り出していきます。

これからのこと：考えられる選択肢（積極的治療、緩和ケア、延命措置など）に対する印象や、そこから考えられる状況などについて聞いていきます。嫌悪感や不安、あるいは期待など感情の表出を促しましょう。万が一、自分で意思決定ができない状況になった場合に、誰に意思決定をゆだねるかを話し合うこともあります。

●意向をつなぐ

　話し合った結果は書面に残し、プライバシーに配慮したうえで、本人／家族 - 病院 - 在宅（施設）- 地域の訪問看護ステーションなどの医療者、介護者が共有できるようにしておきましょう。療養する場所が変わっても患者さんの意思決定をつなぐ方法としてPOLSTがあります。ACPが患者さんと医療者、介護者、家族が一緒に考え、合意ベースで患者さんが最終決定を行うプロセスを指すのに対し、POLSTは本人の意思を確認したうえで「医師」がオーダーを出す、という根本的な違いがあります。どちらかというとDNARに近いものですが、いまの段階では、現実的な方法かもしれません。

　日本臨床倫理学会のホームページにPOLSTに対する基本姿勢と作成に関するガイダンス、実際の書式のダウンロードボタンが用意されています。一度、読んでみるといいでしょう。

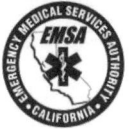

日本語版は内容理解のための参考資料です。(Japanese version is for educational purposes only).
HIPAA法は必要に応じてPOLSTを他の医療機関に開示することを許可しています。

生命維持治療に関する医師指示書 (POLST)

まず以下の指示に従い、それから医師に連絡して下さい。
署名済みのPOLST用紙は法的に有効な医師指示書です。
未記入の項目がある場合は、その項目に関しては最大限
の治療を行って下さい。**POLSTは事前指示書 （Advance
Directive） を補足するもので、それに取って代わるもので
はありません。**

EMSA #111 B
(10/1/2014発効)*

患者の姓：	用紙記入日：
患者の名：	患者の生年月日：
患者のミドルネーム：	カルテ番号：(任意)

A 一つ選ん でチェッ クを付け て下さい	**心肺蘇生 (CPR)：**	脈拍がなく、かつ、呼吸が停止している場合。 心肺停止ではない場合、BおよびC項目の指示に従って下さい。

☐ 蘇生術・CPR を行う （A項目でCPRを選択する場合は、B項目で 「最大限の治療処置」 を選択することが**必要**です）
☐ 蘇生術を行わない・DNR （自然死を容認する）

B 一つ選ん でチェッ クを付け て下さい	**医学的処置：**　　　　　　　　　　脈拍か呼吸、あるいはその両方が確認される場合。

☐ **最大限の治療処置 – 医学的に有効な手段をすべて用いて延命させることを主な目標とする。**
下記の「限られた範囲の治療処置」と「緩和中心の処置」に記載される治療処置に加え、適応であれば、
気管への挿管、高度な気道確保、人工呼吸器、および除細動器の使用を行う。
　　　　　　　　☐ **「最大限の治療処置」** の試用期間を設ける。
☐ **限られた範囲の治療処置 – 患者に負担のかかる処置を避けながら病状を治療することを目標とする。**
下記の「緩和中心の処置」に記載される処置に加え、適応であれば、医学的処置、抗生物質やその他の点滴
を行う。気管への挿管は行わない。非侵襲的な気道陽圧法を行っても良い。一般的に集中治療は回避する。
現在の場所で苦痛の緩和ができない場合のみ、病院への搬送を依頼する。
☐ **緩和中心の処置 – 苦痛をできる限り緩和することを主な目標とする。**
必要に応じて任意の投薬方法で苦痛を軽減する；　酸素投与、吸引、および手を使った気道閉塞の対処法を
行う。上記の「最大限または限られた範囲の治療処置」で挙げられた治療処置のうち緩和を目標としないも
のは行わない。**現在の場所で苦痛の緩和ができない場合のみ、病院への搬送を依頼する。**

追加の指示：＿＿＿＿＿＿＿＿＿＿＿＿＿＿＿＿＿＿＿＿＿＿＿＿＿＿＿＿＿＿＿＿＿＿＿＿＿＿

C 一つ選ん でチェッ クを付け て下さい	**人工的な栄養補給：**　　　　　可能であり望ましい場合は口から食事を摂るようにする。

☐ 経管栄養を含む人工栄養補給を長期間にわたって行う。　追加の指示：＿＿＿＿＿＿＿＿＿＿＿＿＿＿＿＿
☐ 経管栄養を含む人工栄養補給を試用期間を定めて行う。　＿＿＿＿＿＿＿＿＿＿＿＿＿＿＿＿＿＿＿＿＿＿
☐ 経管栄養を含む人工栄養補給は行わない。　　　　　　　＿＿＿＿＿＿＿＿＿＿＿＿＿＿＿＿＿＿＿＿＿＿

D	**情報および署名：**

話し合い参加者：　☐　患者（決定能力有り　　　　☐　法的に認められた意思決定代理人

☐　事前指示書 (Advance Directive) 付：＿＿＿＿＿、は入手可能で検討済み →　事前指示書が指名する医療判断代理人：
☐　事前指示書は入手不可能　　　　　　　　　　　　　　　　　氏名：＿＿＿＿＿＿＿＿＿＿＿＿＿＿＿＿＿
☐　事前指示書は無い　　　　　　　　　　　　　　　　　　　　電話番号：＿＿＿＿＿＿＿＿＿＿＿＿＿＿＿

医師の署名
下記に署名することによって、上記の指示が確かに患者の病状や要望に適合するものであることを表明します。

医師の氏名を活字体で記入：	医師の電話番号：	医師免許番号：
医師の署名：（必須）xxxxxxxxxxxxxxxxxxxxxxxxxxxxxxxxxxxxxxxxxxxxxx		日付：

患者または法的に認められた意思決定代理人の署名
私は、本用紙が自由意志で記入されるものであることを承知しています。意思決定者としてこれに署名することにより、記載の蘇生処置に
関する指示が、本用紙の対象である患者の既知の要望と最善の利益に適合するものであることを認めます。

氏名を活字体で記入：	間柄：(患者の場合は「本人」と 記入)
署名：（必須）xxxxxxxxxxxxxxxxxxxxxxxxxxxxxxxxxxxxxxxxxxxxxx	日付：
郵送先 (番地/市/州/ジップコード)：	電話番号：	Office Use Only: / 事務局使用欄：

転院または退院の際はこの用紙と供にを患者を送り出すこと

HIPAA法は必要に応じてPOLSTを他の医療機関に開示することを許可しています。

患者の情報

氏名（姓、名、ミドルネーム）：	生年月日：	性別：　　　男　女

用紙記入を援助した医療提供者　　☐ 署名した医師がPOLST記入を行った場合は該当せず

氏名：	肩書：	電話番号：

追加の連絡先　　　　☐ なし

氏名：	患者との間柄：	電話番号：

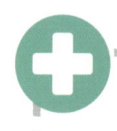

非がん疾患のACP

非がん疾患の特徴は①病期が長く、いつからが終末期といえるのが難しい、②感染症など改善できる病態も含めると、どこまで積極的治療を行うかが問題になる、③高齢や認知機能の低下で自己決定能力の低下を伴うケースが多い、④終末期の痛みや苦痛を捉えにくい、⑤非がん疾患に対する緩和ケアという認識が一般社会や医療者の間でも薄い、などがあげられます。したがって、非がん疾患におけるACPに基づいた医療的・緩和的ケアは、ほぼ、行われていないのが現状です。

日本では平均寿命と健康寿命の差が約10年あり、最期の2、3年は寝たり起きたりを繰り返しながら終末期に向かいます。したがって、非がん疾患、特に認知症の場合は医療者よりも介護者が接する時間が増えるため、医療者の手を離れた後に誰が、どのようにACPを担保していくかが課題となっています。

●非がん疾患のACPを阻害する要因

- **予後予測の難しさ**：認知症や慢性心不全、あるいは老衰などは進行期と終末期の線引きと予後の予測が難しく、どの時点でいま行っている治療を中断すべきか判断しづらいことがあります。むしろ、急性増悪する以前にACPをスタートするべきでしょう。
- **意思決定者の不在**：高齢、あるいは認知機能の低下で本人の意思決定が難しい場合は、家族がその代理人になります。しかし、近年は独居の高齢者が増加し、意思決定者が不在というケースが増えてきました。
- **人工栄養の是非**：終末期のACPに関わる代表的な問題の一つが人工栄養です。口から食べられなくなったときに、経管栄養や胃ろうなど人口栄養を導入するかどうかについて、将来の変化を見越してまで選択できる患者さんやご家族はまず、いません。また「できる限りのことをして欲しい」という言葉の中に「人口栄養」が入っていることを、はっきり認識できる方もいないでしょう。医療者は十分な情報提供と処置後に予想されるできごとを、正確に伝える必要があります。
- **人工呼吸療法（気管切開）の是非**：気管切開による人工呼吸法も人工栄養と同じく、大きな問題です。2017年現在、日本人の死因の第三位は「肺炎」です。高齢者の増加にともない今後ますます肺炎で亡くなるかたが増え、重症肺炎に対する気管挿管が社会問題になることが予想されます。しかし、自分や家族に対する気管挿管というシーンは事前に想像しにくいため、根気よく説明を繰り返す必要があります。

●非がん疾患のACPの実践

在宅緩和ケアという選択が市民権を得ているがんとは異なり、非がん疾患の多くは病院死を余儀なくされています。急変に仰天した家族が呼んだ救急車で救急搬送されても、その病院で意思決定が尊重されるとは限りません。もし家で療養し死にたいという本人の意思があれば、早い時期にACPを開始し、本人と家族の間で共有しておくことが大切です。

- **早期にACPを始める**：前述のように非がん疾患は予後や急変時の予測がつきません。慢性疾患の場合は意思決定能力があり、気力があるうちにACPを勧めてみましょう。
- **療養・死の場所を決める**：一部の特養では胃ろうの設置が入所の条件であったり、拘束、鎮静は当たり前という施設もあるなどACP以前に患者さんの尊厳を軽んじる問題が山積しています。病院、施設、自宅のどこを療養場所選ぶにせよ、メリット、デメリットを十分に話し合い本人の意思を十分に尊重する姿勢を貫きましょう。

- **家族の介護力を評価する**：長期の療養を余儀なくされる非がん疾患に関しては、金銭面を含む家族の介護力が重要です。あくまでも本人の意思と尊厳を守る立場で、療養生活が家族におよぼす影響と介護力についてアセスメントしましょう。
- **地域の医療資源を使う**：在宅に移行したものの介護力が不足している場合は、地域の医療資源を使う方法の提案を含め、現実的に対応していきます。万が一、ネグレクトなどのリスクがある場合は主治医と相談して一時入院で逃げ、メディカル・ソーシャル・ワーカーを交え、改めて患者さん本人の意思を確認するなど仕切り直しましょう。
- **ACPは適宜見直しを**：治療やケアは患者さんの状態の変化にあわせ、柔軟に対応する必要があります。まだ元気な時に作成したACPといざという時の意思が異なるのは意外でも何でもありません。ACPの原点は、患者さん本人の意思を尊重したケアの実践です。適宜、患者さんの意思を再確認しましょう。
- **ケアマネージャーとの対話**：ケアマネージャーはご自身の介護経験を経て資格を取得した方も多く、患者さん本人ではなく家族寄りの意思決定を支持する傾向があります。また看取り経験が乏しいため「病院で亡くなってもらった方が安心」という思惑がなきにしもあらずです。

　しかし、医療・介護の中心は患者さん本人の意思です。ACPに同席してもらい様々な処置の意味や侵襲度、緩和ケアの意味と内容を丁寧に伝え、最期まで患者さん本人の意思に寄り添ってもらえるよう誠意をもって対話していきましょう。

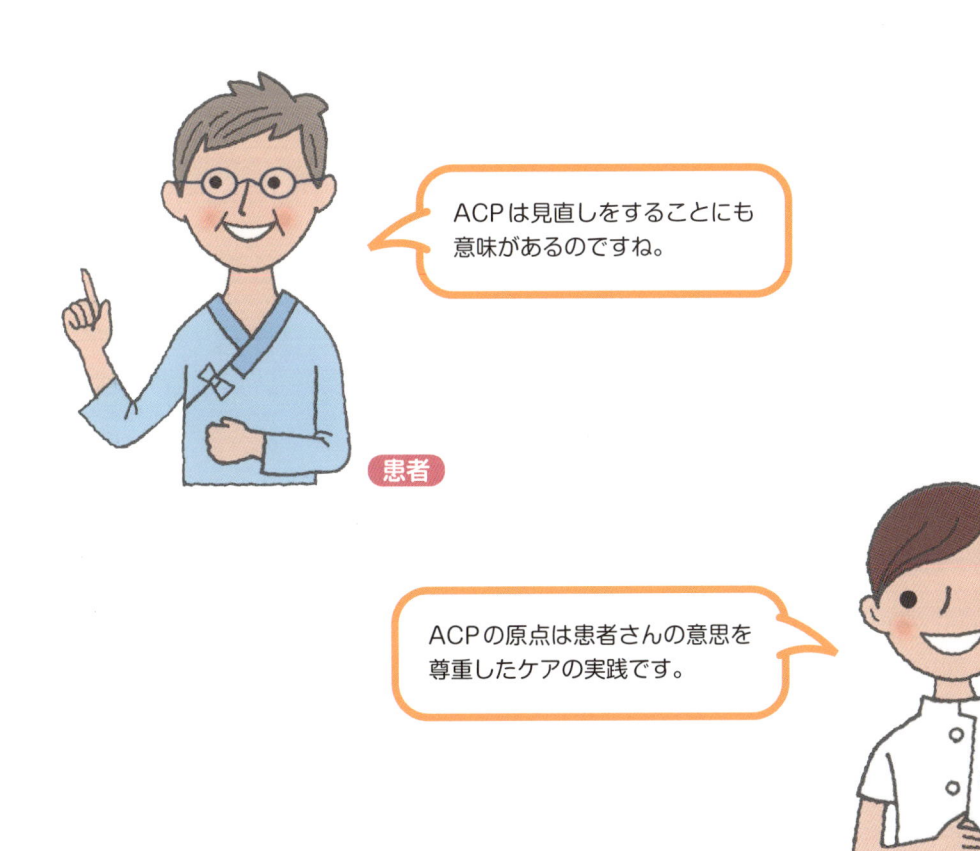

ACPは見直しをすることにも意味があるのですね。

患者

ACPの原点は患者さんの意思を尊重したケアの実践です。

先輩ナース

意思決定能力とは何か

　認知症の人は意思表示ができないから意思決定はできない
でしょう？　といわれることがあります。それは大きな間違いです。認知症テ
ストで高度認知症と診断された人であっても、意思決定はできるのです。私た
ちの在宅医療チームは施設に入所している患者さんと「リビング・ウィル」につ
いて話し合う際、その様子をビデオ撮影してご家族に送るようにしています。
質問の仕方を工夫したり、表情や非言語的コミュニケーションを詳細に観察し
て、事前の意思を確認するんですね。皆さん、みごとにご自身の意思を表現し
ます。

　英国では2005年に「Mental Capacity Act（意思決定能力法：MCA）」という法律
が成立、施行されました。あえていうと英国版の成年後見制度です。ただし、
「保護」の美名の下に行動を制限しようとする日本の成年後見制度とは決定的
に異なります。

　同法律では、①そうではないと証明されない限り、すべての成年は意思決定能
力を有するとみなされる。②意思決定できないと判断される前に、自分で決定
するために実現可能なあらゆる支援が尽くされていなければならない、③他人
には奇妙、または馬鹿げていると思われる決定でも尊重される権利がある、④
意思決定能力の欠けた人のために、またはその人に代わって行うことは何であ
れ、その人にとって最善の利益に叶っていなければならない、⑤意思決定能力
の欠けた人のために、またはその人に代わって行うことは何であれ、その人の
権利と自由を最も制限しないものでなければならない、の5つが大原則である
とされています。

　つまり、誰であろうと証明されない限り自己決定能力があり、自己決定の権
利と最善の利益が守られなければならないのです。この法律のもと英国では
医療のみならず、銀行など金融業界でも知的障害者や認知症患者さんの権利を
守るためのガイドラインが作成されています。

　認知症患者さんの増加は先進国共通の課題ですが、日本では認知症患者さん
の権利を守り意思決定を支える基盤になる法整備は全く手つかずで、後見人の
横領被害に関する報道が後を絶ちません。せめて医療・介護の現場ではACPを通
じて認知症患者さんの幸福に生き、穏やかに逝く権利を守りたいと思います。

chapter 3

痛みの治療

認知症のケアで大切な役割を占めるのが見守りです。

見守りがきちんとできているかどうか、

良質な見守りになっているかどうかは、

ケアの優劣を左右するといっても過言ではありません。

急性痛と慢性痛、突出痛

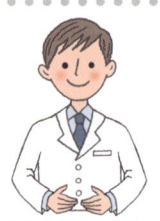 痛みは臨床現場で最も多い徴候で、「血圧、脈拍、呼吸数、体温」というバイタルサインに続く「第五のバイタルサイン」と呼ばれています。外来、入院、がん、非がん疾患を問わず、すべての患者さんの「痛み」を評価することは看護師の大切な業務です。

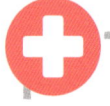 急性痛とは

●多くは傷害受容性の痛み

急性疼痛は通常、実際に組織が損傷したときに生じ、原因となった損傷が治ると消失します。痛み刺激によって交感神経や内分泌系が活性化すると、心拍数、心収縮力、循環血液量が増加し、末梢血管が収縮します。その結果、血圧が上昇し、不整脈などが生じることがあるので適切な管理が必要です。

急性痛をがまんし続けると神経生理学的、あるいは心理学的に**痛み閾値***が下がり、弱い痛みにも敏感に反応するようになります。痛みが免疫機能を妨げたり、術後の死亡率を増加させることも知られています。

慢性痛とは

●予想以上に長引く痛み

疼痛分野の専門家で組織する国際フォーラム「ＩＡＳＰ」の定義では、慢性痛とは「治療が必要だと思われる期間を超えて持続する痛み、あるいは進行性の非がん疾患に関連する痛み」を指します。実際には、がん性疼痛や神経障害による痛みも慢性痛に含まれます。

原因が比較的はっきりとした急性痛とは違って、慢性痛は「痛み」そのものが疾患であり、治療の対象です。心因性の痛みなど原因がはっきりしないケースもあるので、原因探しをするのではなく、痛みの訴えをそっくり受け入れて緩和ケアを行いながらQOL（生活の質）を上げる方法を一緒に考えていくことが大切です。

***痛み閾値** 患者さんが痛みを感じ始めるポイント。閾値が低いと弱い痛みでも感じやすく、逆に閾値が高いと強い痛みでないと感じない。

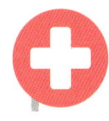 ## 突出痛とは

●一時的に生じる耐えがたいほど強い痛み

　痛みには1日のなかで12時間以上感じる**持続痛**と一過性に強く生じる**突出痛**があります。突出痛は持続痛が続くなかで、尖発的に普段より数倍〜数十倍も強い痛みが出現する状況を指します。がん患者さんでは20〜95%に突出痛が出現するとされています。最も強い痛みは出現後3〜5分以内、平均的な持続時間はおよそ30分ほどです。

　「がん疼痛の薬物療法に関するガイドライン（日本緩和医療学会編、2014年版）」では、突出痛を①予想できる突出痛、②予想できない突出痛、③鎮痛薬の切れ目で生じる突出痛の3つに分類し、それぞれに対するアプローチを推奨しています。

▼患者さんからみた痛みのパターン*

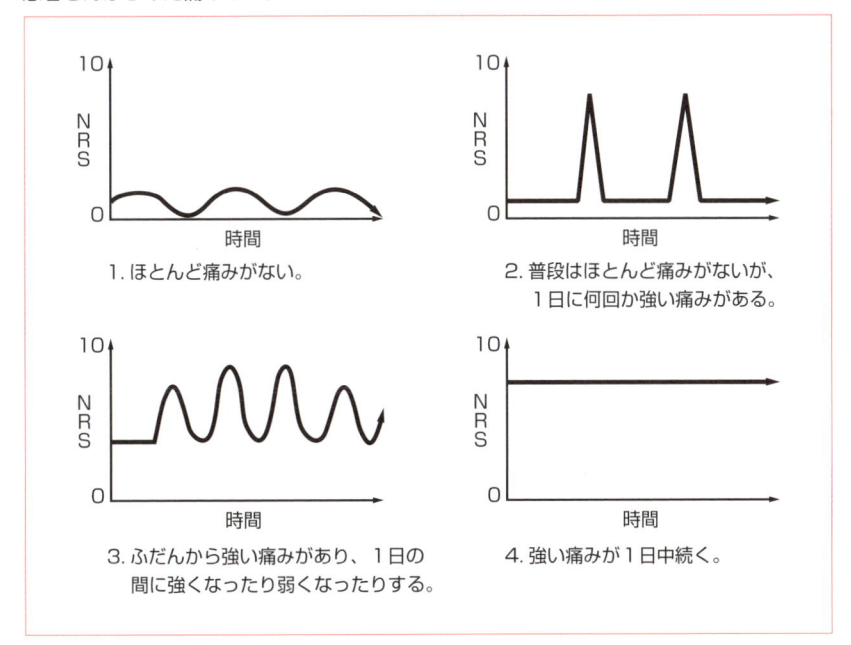

1. ほとんど痛みがない。

2. 普段はほとんど痛みがないが、1日に何回か強い痛みがある。

3. ふだんから強い痛みがあり、1日の間に強くなったり弱くなったりする。

4. 強い痛みが1日中続く。

▼突出痛のサブタイプ*

	体性痛	内臓痛	神経障害性疼痛
1　予測できる突出痛**	歩行、立位、座位保持などに伴う痛み（体動時通）	排尿、排便、嚥下などに伴う痛み	姿勢の変化による神経圧迫、アロディニアなどの刺激に伴う痛み
2　予測できない突出痛			
1) 痛みの誘因があるもの**	ミオクローヌス、咳など不随意な動きに伴う痛み	消化管や膀胱の攣縮などに伴う痛み（疝痛など）	咳、くしゃみなどに伴う痛み（脳せき髄圧の上昇や、不随意な動きによる神経の圧迫が誘因となって生じる）
2) 痛みの誘因がないもの	特定できる誘因がなく生じる突出痛		
3　定時鎮痛薬の切れ目の痛み	定時鎮痛薬の血中濃度低下によって、定時鎮痛薬の投与前に出現する痛み		

＊出典：日本緩和医療学会編、がん疼痛の薬物療法に関するガイドライン 2014年版、金原出版

＊＊痛みの誘因のある、「予測できる突出痛」と「予測できない突出痛」のうち「痛みの誘因があるもの」をあわせて、「随伴痛」と呼ぶことがある。

痛みの評価と評価ツール

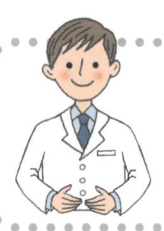

痛みは主観的なものであり、適切な痛み評価が正しい治療につながります。痛みの評価は①痛みの原因、②痛みの場所、強度、時間、パターンなどの評価から成り立ちます。

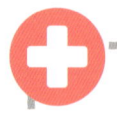

痛みの原因を評価する

●原疾患由来かどうか

例えば、がん患者さんが痛みを訴える場合でも、すべてががん由来の痛みとは限りません。術後の急性痛が慢性痛へ転じた場合や、化学療法や放射線療法の後遺症など治療由来のもの、あるいは、長い間、ベッドに寝ていることで生じる筋骨格系の痛みなどもあります。このほか、もともと持っていた帯状疱疹などが免疫状態の低下に伴って出現したり、NSAIDsの副作用で消化管出血が生じている可能性など様々な原因が考えられます。「がんだから」と決めつけずに、きちんと病歴を聞きましょう。認知症の場合は、脊椎の圧迫骨折や大腿部骨折を起こしていないかどうか、本人や介護者の話を聞くことが大切です。

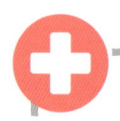

痛みを評価する

●いつ？

「痛みはいつ頃からありますか？ そのときからこれまでに痛みの強さや感じ方は変わりましたか？」「1日のうちで、特に痛みが生じる時間はありますか？ 決まった時間に痛くなったりしますか？」と聞いてみましょう。痛みにともなって別の症状があるかどうかも併せて聞き取ります。突然、痛みが出現した場合は、骨折や消化管穿孔、感染症、出血などの緊急事態の可能性があります。

●どこが？

一人の患者さんが複数の痛むポイントを持っていることも珍しくはありません。一般に狭い場所に限定的に現れる痛みは、皮膚や骨、関節、筋肉といった組織に対して、切る、刺すなどの侵襲的な刺激が原因で発生する**体性痛**です。

一方、広い範囲がばくぜんと痛い場合は、食道、胃、小腸、大腸などの炎症や閉塞、肝臓や腎臓、膵臓の炎症など臓器被膜の急激な伸展が原因で発生する**内臓痛**が疑われます。内臓関連痛の場合、その徴候が皮膚表面に現れることがあります。デルマトーム（皮膚が刺激を入力する脊髄レベル）などを使って、痛む部位を確認します。

このほか末梢・中枢神経が直接、損傷して発生する**神経障害性**の痛みがあります。神経障害性の痛みでは「灼けるような」と表現される持続痛や、「槍で貫かれるような」、「ビシッと打たれたような」電撃痛が混じることが多いようです。また神経が障害されているので組織の損傷がないのにもかかわらず自然発火的に痛みが生じ、しびれるような感覚異常を伴うこともあります。

●どんなふうに？

1日の大半を占める持続痛と、突出痛の有無の確認は、その後の治療方針をたてる際にとても役立ちます。例えば「痛みは1日中ずっとありますか？ それともふだんは痛くないけれど、時々ぐっと痛くなりますか？」とたずねます。その際、痛みのようすについて患者さん自身の言葉で話してもらいましょう。「焼け付く」「ヒリヒリする」などの表現は、体性痛、内臓痛、神経障害性疼痛のどれにあてはまるのかを判断するヒントになります。

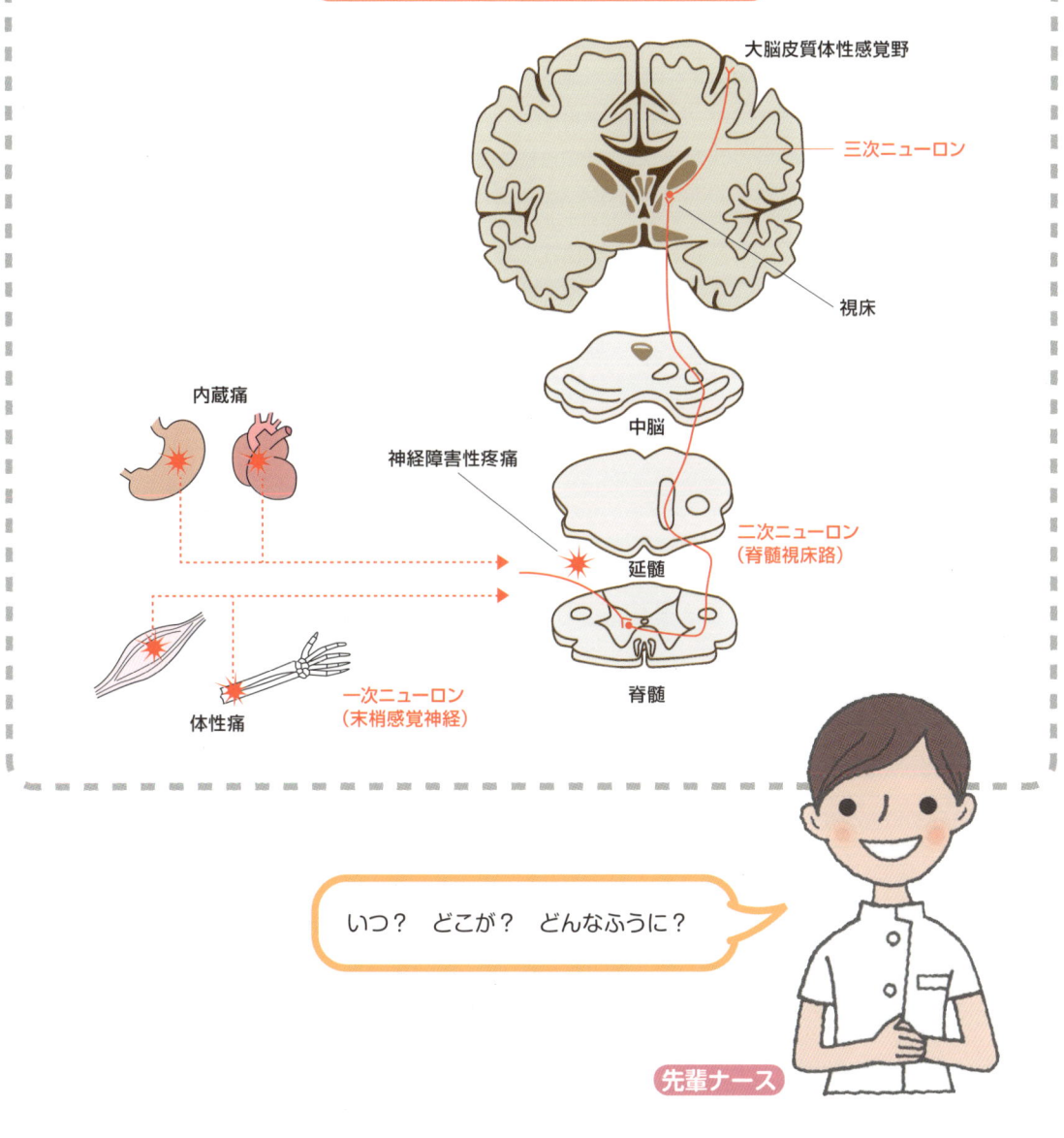

がん性疼痛の種類と痛みのメカニズム *

いつ？ どこが？ どんなふうに？

先輩ナース

＊出典：日本緩和医療学会編、がん疼痛の薬物療法に関するガイドライン 2014年版、金原出版

痛みの増悪／軽快因子の評価

●痛みが強く／弱くなるきっかけ

痛みは個人差が大きいので、Aさんの痛みを緩和できたケアが、Bさんにも効果があるとは限りません。どのような行為や姿勢・体位、あるいは冷やす／温めるなどがきっかけで痛みが増悪（緩和）するのかを把握することで、ケアや生活動作の改善に生かすことができます。生活動作など体同時の様子もよく観察しながら「○○をすると痛みが強く（軽く）なりますか？」「寝ているより、上半身を起こしていたほうが楽ですか？」など、具体的にたずねてみましょう。

▼痛みの感じ方に影響を与える要因 *

痛みの感じ方を増強する因子	・怒り ・不安 ・倦怠 ・抑うつ ・不快感 ・深い悲しみ ・不眠➡疲労感 ・痛みについての理解不足 ・孤独感、社会的地位の損失
痛みの感じ方を軽減する因子	・受容 ・不安の減退、緊張感の緩和 ・創造的な活動 ・気分の高揚 ・ほかの症状の緩和 ・感情の発散、同情的な支援（カウンセリング） ・睡眠 ・説明 ・人とのふれあい

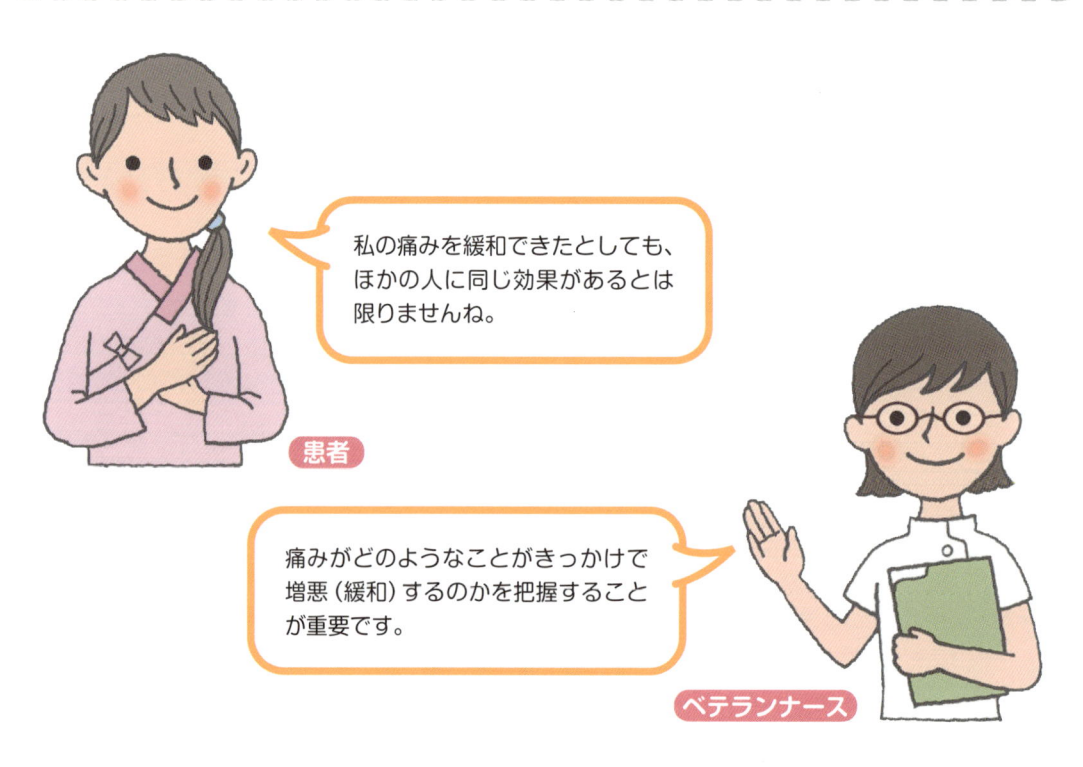

私の痛みを緩和できたとしても、ほかの人に同じ効果があるとは限りませんね。

患者

痛みがどのようなことがきっかけで増悪（緩和）するのかを把握することが重要です。

ベテランナース

＊出典：高橋美賀子他、ナースによるナースのための がん患者のペインマネジメント、日本看護協会出版会、2014

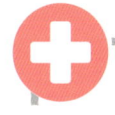

日常生活への影響の評価

●睡眠、食事、排泄への影響を把握

　痛みは日常生活の質を著しく損ないます。例えば、痛みが強すぎて座位姿勢をとれない場合は、食事や排泄動作にも影響が及びます。そういう場合は楽な体位を工夫したり、食前に鎮痛薬を予防的に投与することで対処ができます。特に食事と睡眠が損なわれると全身状態が低下するので配慮が必要です。「痛みで眠れなかったり、目が覚める

ことがありますか？」「食事の時に腕を動かすとどうですか？」といった質問をしてみましょう。

　病気が進行するにつれて、痛みや苦痛の影響は刻一刻と変化します。日々の生活を観察しながら定期的に質問を繰り返し、常に「いま」の生活の質を把握することが大切です。

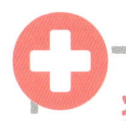

痛みや医療用麻薬への思いの評価

●モルヒネに対する不安、心配は？

　本人が認識している痛みと、医療者が把握している痛みは必ずしも一致しません。そのため、勝手に鎮痛薬を中断してしまうことがあります。**オピオイド鎮痛薬（モルヒネ）** という名称に対する忌避感から、オピオイド鎮痛薬の増量や使用そのものを拒否することもあるでしょう。そういう場合は「モルヒネと聞くと心配ですか？」と不安の

表出をうながし、どういう不安や恐れを感じているのかを聞くよい機会です。

　なかには「緩和ケアでモルヒネを投与される＝死への助走」と捉えている方も珍しくはありません。オピオイド鎮痛薬に激しい抵抗を示す場合は、その背後にある病識や死に対する思いなどを同時にアセスメントする必要があります。

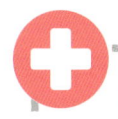

トータルペインの評価

●いま、ここの痛みとスピリチュアルペイン

　がん性疼痛の場合、まず優先されるべきなのは身体的な痛みの消失です。しかし、緩和ケアの最終ゴールはトータルペインへの対応であり、疼痛管理の次にトータルペインを評価していきます。非がん疾患では病識があいまいなことが多く、それがトータルペインにつながる可能性があります。傾聴を主とした援助的コミュニケーションを心がけながら、患者さんが現状をどう把握しているのか、死に対する思いや生きがい、家族との関係をアセスメントしていきます。

トータルペイン＝全人的痛みの中核には、「自分という存在の意味」が失われることを予期するときに生じる痛み、**スピリチュアルペイン**があります。「これまでの人生はなんだったのでしょうか」「こんなに痛いのは、罰があたったんだろうか」「死にたくない、なぜ自分だけが苦しまなくてはいけないのか」など、人生の意味や目的の喪失、自己価値観の低下、後悔、怒り、不公平感などが表出されます。

痛みを確認するための評価スケール

●数字評価尺度 (numerical rating scale:NRS)
　0から10までで現在の痛みに相当する数値を示してもらいます。

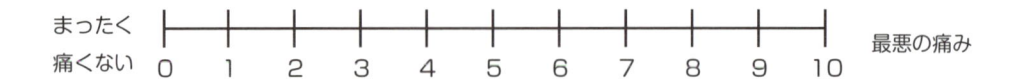

まったく
痛くない　0　1　2　3　4　5　6　7　8　9　10　最悪の痛み

フェイススケール

痛みが ない	ほんの 少し痛い	少し痛い	中くらい 痛い	とても 痛い	これ以上の 痛みがない ほど痛い
0	1	2	3	4	5

▼VRS；Verbal Rating Scale

0	1	2	3	4
痛みなし	少し痛い	痛い	かなり痛い	耐えられない くらい痛い

このスケールがいつもベッドサイドにあると
いいかもしれませんね。

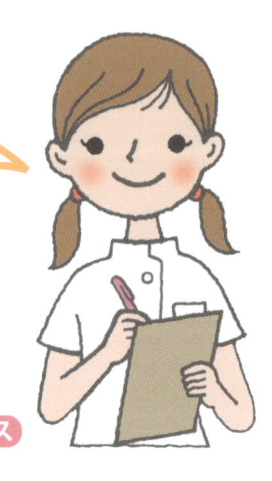

新人ナース

column

痛みの評価ツールを使いこなそう

　痛みの性質の評価は鎮痛薬の種類や投与経路を決定するために不可欠です。治療効果の判定のためにも、初診時に必ず評価しておきます。痛みの強さの評価スケールには、Numerical Rating Scale（NRS）やVisual Analogue Scale（VAS）、Verbal Rating Scale（VRS）があります。臨床現場ではNRSがよく使われています。

　このほかFaces Pain Scale（FPS）も利用されていますが、痛み以外の気分が影響してしまう可能性や、痛みの段階が少なく大雑把すぎるという欠点が指摘されています。また、患者さんではなく、医療者が代理で痛みの評価を行う場合の尺度として、Support Team Assessment Schedule 日本語版（STAS-J）があります。痛みや苦痛が患者さんにとって許容できる範囲なのか、緩和ケアで介入したほうがいいかの目安になるので必要に応じて使えるといいでしょう。

　本文52ページに評価スケールをあげているので活用してください。

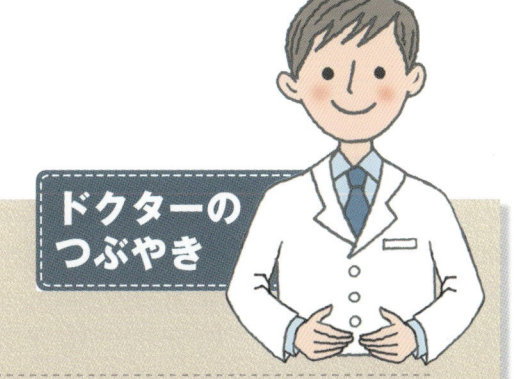

ドクターの
つぶやき

痛くてもそれをいえない 認知症の人もいる

　「認知症患者は痛みや苦痛を感じない」のでしょうか。実は、重度～末期であっても快・不快を感じる古い脳の機能は比較的保たれているので、認知症の人も苦痛や痛みを感じています。主観的評価スケールを使うことは難しいかもしれませんが、「痛いですか？　痛くないですか？」など質問をシンプルにしたり、表情や声、身体の動きや行動、家族や介護者とのかかわりや生活パターンの変化、あるいは気分や精神状態の変化を観察することで、痛みや苦痛の有無を推し量ることができます。また本文85ページに掲載した「行動観察尺度」をつかって、認知症の患者さんの苦痛をすくい上げてください。

　認知症の患者さんは長い間、痛みと苦痛のなかに放置されてきました。私たち医療者はその点を大いに反省する必要があると思います。いま、私たちの存在意義が問われているのです。

痛みの薬物治療

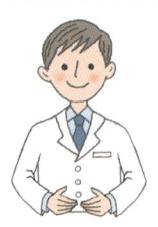 看護師は患者さんの痛みの時間的経過や生活動作のなかに潜むリスク、副作用の発現について誰よりもよく知る立場にいます。看護師からの情報提供がなければ、適切な痛みの薬物治療はできません。痛みの薬物治療の基本を理解し、きめ細やかなアセスメントで他のチームメンバーに情報提供できるようにしましょう。

WHO方式の疼痛治療

●WHO方式疼痛治療法とは

1986年にWHO（世界保健機関）が提唱した痛みの治療法です。痛みの強さに応じて鎮痛薬を段階的に選択していくことが特徴で、がんや非がん疾患と診断されたときから、病気そのものの治療と並行して必要に応じた痛みの治療が推奨されています。

日本のがん患者さんにWHO方式の疼痛治療法を行った結果、80〜90%の患者さんの痛みが消え（完全な除痛＋ほぼ完全な除痛）、残る患者さんの痛みも軽減できることが確認されています。非がん疾患で生じる痛みに対しても、十分に適応できます。

●WHO方式疼痛治療法の大原則

WHO方式の疼痛治療法は段階的な鎮痛薬の使用法を示した三段階除痛（鎮痛）をラダーと治療の5原則から成り立っています。

●三段階除痛ラダー

WHO方式の疼痛治療を行う際は**痛みの強さ**に応じて非オピオイド鎮痛薬、弱オピオイド鎮痛薬＊、強オピオイドの順に使用していきます。このときに、痛みの原因（内臓痛、体性痛、神経障害性疼痛）によって、オピオイド鎮痛薬への反応がまったくちがいます。したがって、痛みの評価（本文48ページ参照）が非常に大切になってきます。

●第一段階　痛みの存在を確認

非ステロイド性消炎鎮痛薬（NSAIDs）かアセトアミノフェンのいずれかを使う。

●第二段階　痛みが残っている、または強くなった

第一段階で使っていた薬剤から弱オピオイドへの切り替え、もしくは弱オピオイドの追加投与を行う。

＊**オピオイド鎮痛薬**　オピオイド鎮痛薬は主に中枢性に作用し、鎮痛効果が強い。軽度から中等度の痛みの強さに用いる弱オピオイド、中等度から高度に強い痛みに用いる今日オピオイドがある。WHO方式で使用される薬剤の一覧は本文59ページを参照。

● 第三段階　まだ痛みが残っている、または強く
　なった
　弱オピオイドから強オピオイドへの切り替え、
または第一段階で使っていた薬剤に追加して強オ
ピオイドを投与する。

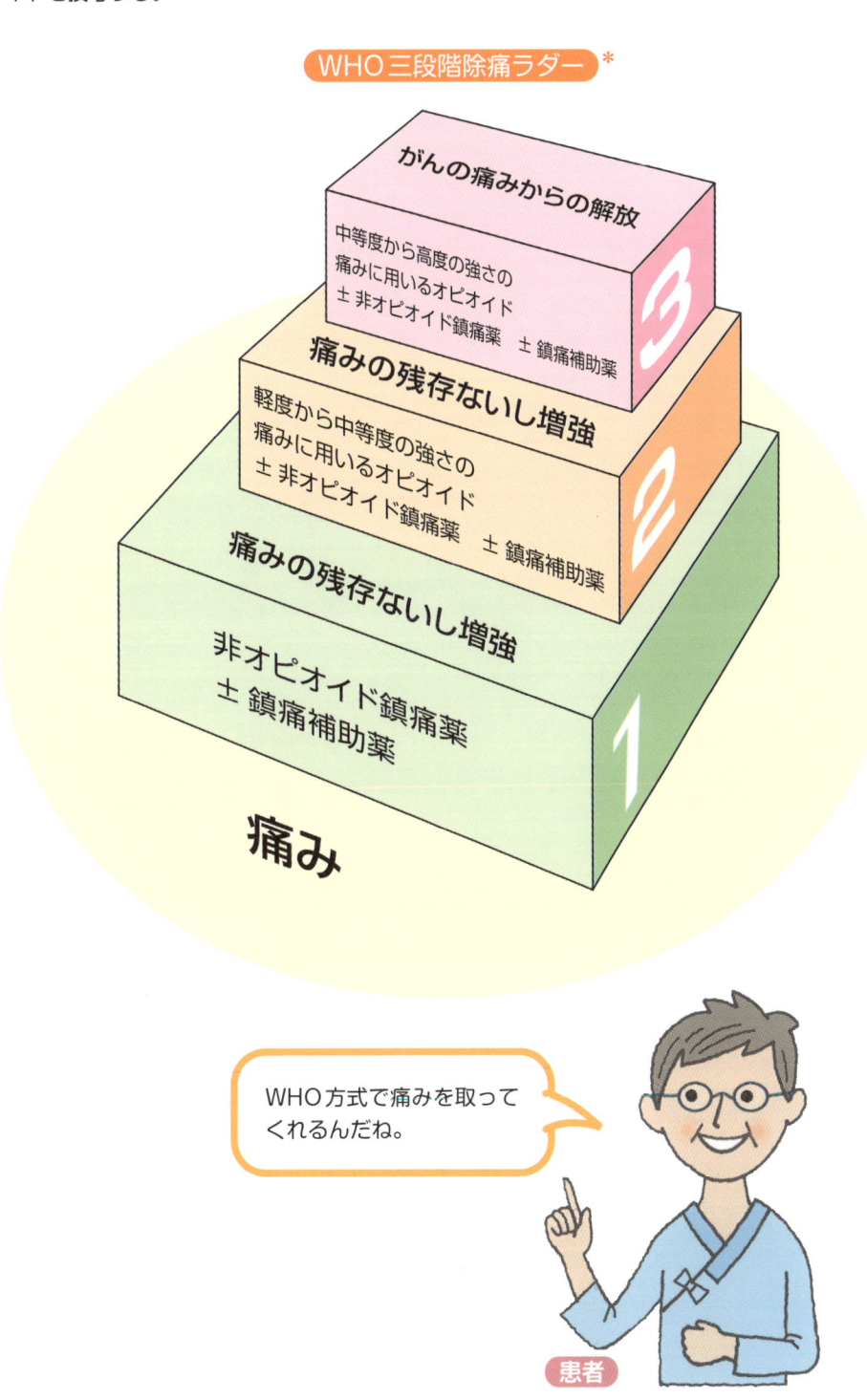

WHO三段階除痛ラダー *

がんの痛みからの解放
中等度から高度の強さの
痛みに用いるオピオイド
± 非オピオイド鎮痛薬　± 鎮痛補助薬
3

痛みの残存ないし増強
軽度から中等度の強さの
痛みに用いるオピオイド
± 非オピオイド鎮痛薬　± 鎮痛補助薬
2

痛みの残存ないし増強
非オピオイド鎮痛薬
± 鎮痛補助薬
1

痛み

WHO方式で痛みを取って
くれるんだね。

患者

＊出典：WHO編、武田文和翻訳、がんの痛みからの解放 第2版、金原出版、1996

● 治療の五原則

鎮痛薬使用の際に守るべき5原則は、次のとおりです。

Ⅰ　by mouth（経口的に）

　患者さんが一人でも痛みのコントロールができるように、自己管理しやすく、どんな場所でも使用しやすい点で経口投与が優先される。経口投与が難しい場合は、薬物や投与経路の特徴をふまえたうえで、最も簡単な投与方法を考える。

Ⅱ　by the ladder（除痛ラダーにそって段階的に薬の効力を上げる）

　同じ段階のなかで薬を変えても効果はない。増量しても痛みが残るようであれば、一つ上の段階にあがって薬物を変更する。弱オピオイドでも痛みが取れない場合は、強オピオイドへ変更する。

Ⅲ　by individual（患者ごとに個別の量で）

　痛みは個人の主観による症状である。また痛みの閾値にも差があり、どこまで鎮痛したら許容できるのかどうかのポイントも一人ひとり違う。また全身状態によってオピオイド鎮痛薬に対する反応性が大きく変化し、副作用が強く出現することがある。痛みの強さと副作用の程度をよく見極めて、個別に調整する。

Ⅳ　by the clock（時間を決めて規則正しく）

　鎮痛薬は個別に「最大効果発現時間」と「効果持続時間」があり、それらを考慮して薬理作用が一定に保たれるよう調整される。したがって、定期投与する薬剤は痛みの有無にかかわらず、時間を決めて正しく服用する必要がある。例えば「食後」を文字通りに受けとると、食事がとれるまで薬を飲まないこともあるので注意する。突出痛に対しては、定期投与の薬剤とは別にレスキュー薬を用意する。鎮痛薬への抵抗感から、勝手に薬を中断していないか等、注意深い観察が必要。

Ⅴ　attention to detail（その上で細かい配慮を）

　がん患者や末期にある非がん患者の全身状態は変化しやすく、痛みの原因や出現するタイミングも刻一刻と変化する。その変化を予測し、「予防的」な視点できめ細かく鎮痛薬や投与経路を調整していくことが重要。

「治療の五原則」を患者さんにも理解してもらいます。

先輩ナース

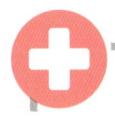

レスキュー薬について

●レスキュー薬とは

レスキュー薬（レスキュー）は、いわゆる頓服薬のことで突出痛に対して投与されます。突出痛は一過性の痛みの増強で、がん患者さんの2人に1人に出現するといわれています。痛みが出現したときに、医師や看護師がそばにいることは稀なので、特に在宅緩和ケア中の患者さんと家族には使い方をよく説明し、患者さん自身が適宜、服用できるよう教育することが大切です。

●レスキューに使用される薬剤

速放性製剤　経口オピオイド鎮痛薬には速放性製剤と徐放性製剤があります。速放性製剤は服用後10〜15分で効き始めるのでレスキュー薬に適しています。

即効性製剤　フェンタニル口腔粘膜吸収剤は、速放性製剤より即効性があり、区別するために**即効性オピオイド**と呼ばれます。嚥下障害や腸閉塞などで経口投与が難しい患者さんやモルヒネ製剤による便秘が辛い患者さんのレスキューとしてよく使われます。

●患者さんへの説明

段階を踏んでゆっくり説明しましょう。

●突出痛について説明する

「定時薬で痛みが軽くなっていても、突然、痛みが強くなることはありませんか」「突発的に強くなる痛みのことを**突出痛**と呼んでいます」

●突出痛は、レスキューで対応できることを説明する

「突出痛に対しては頓服薬＊を飲むことで対応できます」「頓服薬を使うと、突出痛を怖がらずに生活できるようになりますよ」「突出痛がでる時間帯や、体を動かしたときなどのきっかけがわかるようであれば、痛みがでる前に薬を飲んで、痛みを予防することもできます」

●使用方法の説明（速放性製剤の場合）

「効き目が出始めるまで10〜15分かかるので『痛い』と感じ始めたら、早めに頓服薬をのみましょう」「30分〜1、2時間後には十分に効いてきますが、1時間経ってもまだ痛いようなら、頓服薬を追加できます」「この頓服薬は1日に何回飲んでも大丈夫ですが、5、6回以上になるようであれば、定時薬を調整したほうがラクかもしれません。そのときは相談してくださいね」

レスキューを使いこなせるようになると、体動時の突出痛のために諦めていた活動（散歩や趣味の時間）ができるようになり、生活の質がぐっと向上します。自分で自分の痛みをコントロールできるという自己効力感や安心にもつながるので、レスキューを使うタイミングを患者さんと一緒に考えるといいでしょう。また、レスキューの使用については、あらかじめ医師から事前指示をうけ、ナースや患者・家族が安全に使用できる投与量を設定しておきましょう。

＊患者さんによってはレスキューより「頓服薬」といったほうが通じる場合も多い。

レスキューは看護師の力量がものをいう

　突出痛は患者さんに得体の知れない恐怖や不安をもたらします。したがって、突出痛に対する対応の遅れは医療者への不信につながり、その後のペインマネジメントがやりにくくなります。逆に、突出痛にすばやく対応することができれば、患者さんの恐怖心や不安を取り除き、強い信頼関係を築くことができます。つまり、レスキューがうまくいけば、その後のペインマネジメントもスムーズに進みます。

　レスキューを患者さんの痛みにあわせて使いこなせるかどうかは、痛みのアセスメントと生活動作中の痛みの出現を見逃さない細やかな観察が土台です。つまり、レスキューの成否は看護師の力量にかかっているのです。「薬のことは医師や薬剤師の仕事だから」と及び腰にならず、薬物療法に積極的に関わりましょう。がん性疼痛や非がん疾患の疼痛治療に関しては、知識レベルに合わせた教科書がたくさん出ているので基礎知識を学ぶところから始めてください。

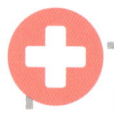

鎮痛補助薬について

●鎮痛補助薬とは

　オピオイド鎮痛薬は優れた薬剤ですが、万能というわけではありません。ときには鎮痛効果が得られず眠気などの副作用が強くなるばかり、というケースもよく経験します。こうしたケースでは痛みを改善するために鎮痛補助薬が使われます。

　鎮痛補助薬とは「主な薬理作用は鎮痛ではないが、鎮痛薬と併用することで鎮痛効果を高めたり、特定の状況下で鎮痛効果を現す」薬剤を指します。鎮痛補助薬の多くはがん性疼痛に対する保険適応がなく、これを理由に使用に慎重な医師もいます。患者さんに痛みをがまんさせないためにはオピオイドオ鎮痛薬が効いているか、いないかを観察し、医師にフィードバックすることが大切です。

　オピオイド抵抗性を判断するコツは、眠気のチェックです。痛みがとれないのに、眠気ばかりが強くなり傾眠傾向を認めた場合は「オピオイド鎮痛薬が効いていない可能性」が考えられます。

●鎮痛補助薬が使われる痛みの種類

　オピオイド鎮痛薬に抵抗性がある痛みの代表は**神経障害性疼痛**です。

　神経障害性疼痛は、末梢神経あるいは中枢神経が直接、傷害されることで発生します。末梢神経が切れると、切断された電線のように切り口から多数の放電（インパルス）が生じます。このため、ごくごく弱い痛み刺激にも過敏に反応し、衣服がこすれたり、皮膚表面の温度変化などでも強い痛みが生じることがあります。患者さんは「ビリビリする」「電気が走る」「焼けつくような」など独特な表現で痛みの存在を訴えます。

　また神経が圧迫された状態にあると、体を動かしたときに痛みが生じるなど「体動時痛」として感じることもあります。

●鎮痛補助薬として使われる薬剤

鎮痛補助薬として使われる薬剤と副作用をあげ
ています。

- **抗うつ薬：三環系抗うつ薬、SSRI、SNRIなど**
  副作用：三環系抗うつ薬は眠気、抗コリン作用（口内乾燥、便秘、排尿障害など）、起立低血圧、せん妄がみられる。SSRI、SNRIは投与開始時に悪心や食欲不振が現れる。
- **抗けいれん薬：バルプロ酸、プレガバリンなど**
  副作用：眠気、ふらつきなど。腎機能、あるいは肝機能が低下していると薬剤によって排泄遅延が現れる。
- **局所麻酔薬・抗不整脈薬：リドカインなど**
  副作用：リドカインは血圧低下、徐脈があり、中枢神経系の副作用として不安、興奮のほか、高用量では意識消失や全身けいれんを起こすこともあ。
- **NMDA受容体拮抗薬：ケタミン**
  副作用：眠気、めまい、ふらつき、悪夢、せん妄など。
- **コルチコステロイド：デキサメタゾンなど**
  副作用：高血糖、易感染性、ムーンフェイス、口腔カンジダなど。
- **ベンゾジアゼピン系抗不安薬：ジアゼパムなど**
  副作用：ふらつき、眠気、運動失調など
- **痛みを伴う転移性骨腫瘍治療薬（骨粗鬆症治療薬）：ビスフォスホネート、デノスマブ**
  副作用：一過性の発熱、疼痛、低カルシウム血症など。重篤な合併症として顎骨壊死など

▼WHO方式で使用される薬剤一覧＊

薬剤群	代表薬	代替薬
非オピオイド鎮痛薬	アスピリン アセトアミノフェン イブプロフェン インドメタシン	コリン・マグネシウム・トリサルチレート[a] ジフルニサル[a] ナプロキセン ジクロフェナク フルルビプロフェン[※1]
弱オピオイド （軽度から中等度の強さの痛みに用いる）	コデイン	デキストロプロポキシフェン[a] ジヒドロコデイン アヘン末 トラマドール[b]
強オピオイド （中等度から高度の強さの痛みに用いる）	モルヒネ	メサドン[a] ヒドロモルフォン[a] オキシコドン レボルファノール[a] ペチジン[c] ブプレノルフィン[a] フェンタニル[※2]

a：日本では入手できない薬剤。 b：日本では注射剤のみ入手可能。
c：がん疼痛での持続的な使用（反復投与）は推奨されていないが、他のオピオイドが入手できない国があるため、表に残された薬。
d：経口投与で著しく効果が減弱する薬。
※1：原著では基本薬リストにあげられていないが、非オピオイド鎮痛薬の注射剤としてはフルルビプロフェンの注射剤（ロピオン®）がある。
※2：（強オピオイド）フェンタニルは、経皮吸収型製剤（貼付剤）と注射剤が使用できる。当時はフェンタニル貼付剤を使える国が限られていたことから、原著では、基本薬リストにあげずに文中での記載にとどめている。

＊出典：WHO編、武田文和翻訳、がんの痛みからの解放 第2版、金原出版、1996

オピオイド鎮痛薬への誤解を解く

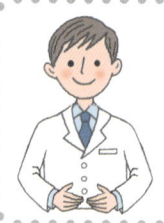

オピオイド鎮痛薬は優れた鎮痛効果を持ち、適正な使用で安全に服用できる薬剤です。しかし、一般社会ではまだまだオピオイド鎮痛薬に対する誤解が根強く、服用を嫌がる患者さんも少なくありません。誤解と偏見を取り払う方法を学びましょう。

オピオイド鎮痛薬とは

● オピオイド受容体に作用して効果を発揮

オピオイド鎮痛薬は脊椎の μ 受容体に作用して鎮痛効果を発揮します。内服すると主に小腸で吸収されて、肝臓で代謝されます。大部分が尿中に排泄されるので高度な腎機能障害がある場合は注意が必要です。

● なぜ依存性が生じないのか

オピオイド鎮痛薬（モルヒネ）の服用に抵抗感を示す第一の理由は「麻薬中毒（依存症）になる」という誤解です。しかし、痛みがある患者ではオピオイド鎮痛薬を投与しても、依存症になりにくいことが知られています。

痛みがない状態でオピオイド鎮痛薬を投与すると、脳内で神経伝達物質の**ドパミン**が遊離します。ドパミンは俗に**快楽ホルモン**とも呼ばれる物質で、遊離ドパミンが脳内のドパミン受容体に結合することで、多幸感や快感が得られ精神的依存が形成されます。

しかし痛みのある人は、すでに痛みへの対応として内因性のオピオイドが放出されドパミンド系回路が抑制されています。こため、外因性のオピイド鎮痛薬を服用してもドパミンが過剰に放出されることがなく、依存が起こりにくくなります。

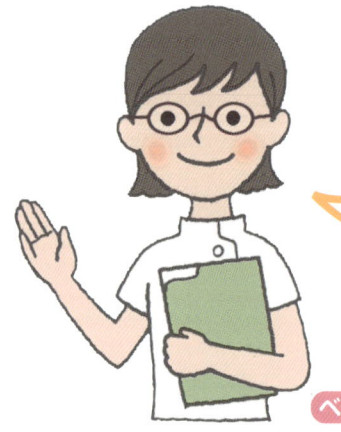

誤解を解くのも看護師の仕事です。

ベテランナース

▼痛みがあると依存は生じない＊

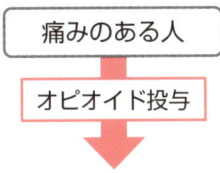

痛みのある人

↓

オピオイド投与

↓

● ドパミンの遊離は抑制されている
● 痛みがとれる、快感はない

依存・耐性は生じない

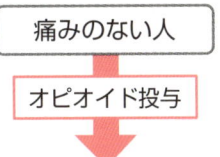

痛みのない人

↓

オピオイド投与

↓

● ドパミンが遊離される
● 快感がある

依存・耐性が生じる（必要量が増加）

✚ オピオイド鎮痛薬に対する不安を取り除く

● オピオイド鎮痛薬の服用をためらう８つの理由

患者さんが「モルヒネを使いたくない」と思う理由として、次の８つが知られています。

①精神依存（麻薬中毒）になる。
②徐々に効果がなくなっていく。
③副作用が怖い。
④痛みは病気の進行を示す（病気の否認）。
⑤薬が増えることへの負担感や注射に対する嫌悪感。
⑥モルヒネを使っても、痛みを和らげることはできない。
⑦痛みを訴える患者は「良い患者」ではない。
⑧医者や看護師は、痛みの話を聞くことを嫌う。

患者さんはどうしても医療者に「嫌われたくない」「良い患者でいたい」という気持ちが働きます。根気よく「痛みの訴え＝医療者への苦情ではない」こと、「痛みをがまんせず、訴えてほしい」ことを伝えましょう。また、オピオイド鎮痛薬＝寿命を縮めるという誤解も根強く残っています。外来通院中のがん患者を対象とした調査では、7割以上の患者さんが「オピオイド鎮痛薬でがんの痛みを緩和することができる」と認識する一方、3割の方が「中毒性がある」「寿命を縮める」という認識を持っていることが明らかになっています。

● 不安のなかみを聞いてみる

抵抗する理由は一人ひとり違うので、まずは直接「痛みの治療を始めることが心配ですか？　どういったことが心配ですか」と尋ねてみることが大切です。例えば「中毒になりませんか」という不安を引き出した後は、オピオイド鎮痛薬は「覚醒剤」とは違うこと、前述のメカニズムによって「依存」は生じないことをはっきりと伝えましょう。

また「看取りの薬ですよね」「そんなに病気が重くなったのでしょうか」という質問に対しては、痛みを取り除くことで諦めていたこと（散歩や家事、軽作業など）もできるようになるなど、臨床効果のほかにもポジティブな側面があることを伝えましょう。また、オピオイド鎮痛薬への抵抗の裏にある「死に対する不安」を受け止め、その不安を表現してもらえるよう働きかけてください。

＊出典：垂井清一郎監修、長尾和宏・新城拓也・小澤竹俊編集、スーパー総合医 緩和医療・終末期ケア、中山書店、2017

副作用と対策

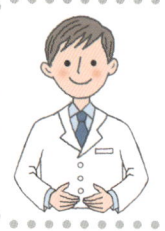

オピオイド鎮痛薬には鎮痛効果に付随して様々な作用があり、副作用としてあらわれます。薬の血中濃度が治療有効域にあるときに出現する副作用に対しては、痛み治療に対する忌避感を持たせないように事前の予防的な対策が重要です。

副作用の予防と対策

●便秘

便秘は、ほぼ必発です。オピオイド鎮痛薬が小腸の運動を抑制するため、便が硬くなり、さらに中枢性の作用で排便反射の抑制が生じることで起こります。

対策：便を軟化させる緩下薬と排便反射を誘発する刺激性の下剤を併用して排便を促します。また、食事の量や内容、活動量も影響するので、適切な生活指導が必要です。多少、軟便になっても排便回数を優先させましょう。

●嘔気・嘔吐

オピオイド鎮痛薬の嘔吐中枢への作用や胃の機能低下によって胃の内容物が停留し、さらに嘔吐中枢を刺激することで生じます。服用を始めて2週間以内に生じることが多く、オピオイド鎮痛薬の至適用量が決まれば嘔気・嘔吐は治まります。

対策：中枢作用性の制吐薬をオピオイド鎮痛薬に併用します。制吐薬を長期間使用すると錐体外路症状が出現するので注意が必要です。

●眠気

軽い眠気であれば、2、3日で耐性ができ、消失します。強い眠気がある場合は、オピオイド鎮痛薬の過剰投与が考えられます。また、全身状態の低下や電解質異常で強い眠気が生じることがあります。

対策：眠気に対する不快感が強い場合は、覚醒作用がある薬剤の使用を検討します。また、患者さんが好む刺激に意識を集中させると、眠気が消失することがよくあります。

●呼吸抑制

呼吸中枢の反応が低下するため、急激な増量や導入時に出現することがあります。痛みの度合いに従って徐々に増量していく場合は、呼吸抑制は生じません。

対策：酸素飽和度を確認したうえで、過剰投与が疑われる場合は拮抗薬であるナロキサン塩酸塩を投与するなど、すみやかな対応が求められます。

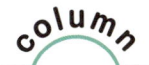

オピオイドスイッチングとは

オピオイドスイッチングとは、鎮痛が不十分な場合やオピオイド鎮痛薬を増量しようとしても、眠気や嘔気が強く増量が困難な場合に、鎮痛薬の種類を変えることをいいます。オピオイド鎮痛薬AをBに変更することで、副作用が軽くなったり、痛みのコントロールがうまくいくこともしばしば経験します。

スイッチングの際はオピオイド鎮痛薬間の「換算表」が使われますが、換算比が適切であるとは限らないので微調整が必要となります。したがって、スイッチング後の観察が極めて重要な意味を持ちます。少量ずつ前薬と置き換えていきながら痛みを評価し、増強しているようなら投与量を増加する、副作用が強く出現するようであれば減量を提案するなど細かく対応しましょう。

調整途中で痛みが緩和され副作用がない状態になれば、教科書どおりに全量をスイッチングしなくてもその処方が患者さんにとって個人的に合っているということです。こうした場合は2種類のオピオイド鎮痛薬を併用して痛みをコントロールできます。

日本ではコデインリン酸塩、トラマドール、モルヒネ、オキシコドン、フェンタニル、タペンタドールの間でスイッチングが行われています。

▼オピオイド鎮痛薬換算の目安*

オピオイド	同等量の換算目安
コデインリン酸塩水和物 120mg（経口）	モルヒネ硫酸塩水和物徐放剤（カディアン®/MSコンチン®）20mg オキシコドン塩酸塩水和物（オキシコンチン®）30mg モルヒネ塩酸塩水和物坐剤（アンペックR®）10mg モルヒネ塩酸塩水和物注射薬10mg
モルヒネ塩酸塩水和物 60mg（経口）	フェンタニル貼付剤（デュロテップ®MTパッチ）4.2mg/3日 オキシコドン塩酸塩水和物（オキシコンチン®）40mg モルヒネ塩酸塩水和物坐剤（アンペック®）30mg モルヒネ塩酸塩水和物注射薬30mg

＊出典：高橋美賀子他、ナースによるナースのための がん患者のペインマネジメント、日本看護協会出版会、2014

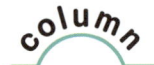

非がん性の慢性疼痛とオピオイド鎮痛薬

　オピオイド鎮痛薬はがん性疼痛の治療だけでなく、周術期や非がん性の慢性疼痛にも使われています。がん性疼痛については国の施策もあって、オピオイド鎮痛薬の優れた鎮痛効果の恩恵を受ける患者が増えてきました。一方、非がん性疼痛に関しては、まだ使用経験が少ないため日本人に対する安全かつ有効な使い方が模索されています。

　慢性的な痛みに耐えている患者さんにとってオピオイド鎮痛薬が服用できるようになったことは大きな福音です。しかし、がん性疼痛の患者さんよりも長期間、薬を服用する可能性があるため、副作用や薬物乱用・依存が発生しないよう注意深い対応が求められます。

●がんサバイバーの依存症が問題に

　また最近、がん患者さんの生存率が大きく改善した結果、がんサバイバーの「非がん性の痛み」が問題になっています。がん治療後の後遺症や加齢に伴う腰痛など、直接にがんとは関係がない痛みに対しても「がん患者の痛み＝WHO方式の疼痛治療」という安易な発想で緩和ケアが行われ、鎮痛薬に対する依存を形成するリスクが指摘されているのです。

　がん性疼痛のコントロールは「がんの痛みの消失」が目的ですが、非がん性の慢性疼痛に対する痛み治療では「たとえ痛みが残っても、生活の質が改善されていること」が目標です。したがってすべての非がん性の慢性疼痛に対する「第一選択薬」はオピオイド鎮痛薬ではありません。痛みを緩和する可能性があるすべての治療を試みても、痛みが緩和されない場合の最後の手段としてオピオイド鎮痛薬が処方されるのです。この点ががん性疼痛の治療とは異なります。

　非がん性の慢性疼痛に関する薬物療法については、日本ペインクリニック学会編の「非がん性慢性［疼］痛に対するオピオイド鎮痛薬処方ガイドライン」が参考になります。

**ドクターの
つぶやき**

眉間のしわに注目

　がん性疼痛、非がん疾患の痛みを問わず、痛み治療の成否は看護師が握っているといっても言い過ぎではありません。五感と第六感をフル稼働させて患者さんの様子を観察してください。あなたの気づきのフィードバックによって、患者さんの眉間に刻まれた苦痛のしわを消し、笑顔を取り戻すことができるのです。

chapter 4

痛み以外の症状への対処

緩和ケアの対象になる患者さんは、
痛み以外にも様々な症状・苦痛を抱えています。
苦痛に対するアセスメントは看護師の大切な役割です。
緩和ケア＝痛みと思い込まず対応しましょう。

呼吸困難

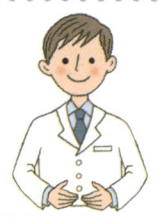
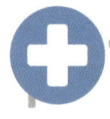 呼吸困難とは

●呼吸不全とは異なる、自覚的な症状

呼吸困難は主観的、自覚的な症状です。その点で呼吸数や喘鳴、酸素飽和度など他覚的に所見がとれる「呼吸不全」とは全く違う状態である、ということを胸にたたき込んでください。したがって、呼吸困難を評価する際には、口すぼめ呼吸や呼吸補助筋の使用、SpO_2の低下など、呼吸に関係する異常にこだわらず、「息は苦しくないですか」「息が吸いづらいとか、吐きづらいことはありませんか」など、本人に直接たずねることが原則です。

数値化する場合は、NRSで量的評価ができます。「息苦しさがない」〜「考えられる最悪の息苦しさ」までの11段階で評価ができます。「11です。息苦しくて辛くて、このまま死ぬのではないかと思っていた」などと告白され、普段の会話からは想像もつかず、驚くことも稀ではありません。また質的評価や生活の支障を評価する際は、CDSやMDASIが利用できます。

問診する際は、安静時や会話の最中、歩行中など動作ごとに呼吸困難の出現の有無を聞いていきましょう。症状がでる「きっかけ」があるか否か確認しながら話を進めていくと、不安の解消につながることもあります。

●呼吸困難に関する表現

呼吸飢餓感：空気を十分に吸い込めない感じ、必死に息を吸い込んでも足りない。例えば、「おぼれているような」「ドキドキして冷や汗がでる」

呼吸努力感：息を吸うのが一苦労、疲れる。例えば、「すぐに息切れする」「はぁはぁして苦しい」

呼吸絞扼感：喉が締めつけられる感じ、息がつまる、喉にかたまりが詰まっている感じ。例えば、「空気がのみこめない」「喉に何かが引っかかっているような」

▼呼吸困難の評価スケール*

① 量的評価 Numerical Rating Scale (NRS)

「まったく息苦しくないときを0、最も苦しいときを10とすると、いまの息苦しさはどの程度ですか？」
0 1 2 3 4 5 6 7 8 9 10

② 質的評価 Cancer Dyspnea Scale

	いいえ	少し	まあまあ	かなり	とても
1 楽に息を吸い込めますか？	1	2	3	4	5
2 楽に息を吐き出せますか？	1	2	3	4	5
3 ゆっくり呼吸ができますか？	1	2	3	4	5
4 息切れを感じますか？	1	2	3	4	5
5 ドキドキして汗が出るような息苦しさを感じますか？	1	2	3	4	5
6 「はあはあ」する感じがしますか？	1	2	3	4	5
7 息のおきどころのないような息苦しさを感じますか？	1	2	3	4	5
8 呼吸が浅い感じがしますか？	1	2	3	4	5
9 息が止まってしまいそうな感じがしますか？	1	2	3	4	5
10 空気の通り道が狭くなったような感じがしますか？	1	2	3	4	5
11 おぼれるような感じがしますか？	1	2	3	4	5
12 空気の通り道に、何かひっかかっているような感じがしますか？	1	2	3	4	5

③ 生活への支障の評価 MD Andernson Symptom Inventory (MDASI)

症状は、どのくらい生活の支障になりましたか？
（0：支障なかった～10：完全に支障になったの11段階評価）
・日常生活の全般的活動には？
・気持ち・情緒には？
・仕事（家事を含む）には？
・対人関係には？
・歩くことには？
・生活を楽しむことには？

なぜ、息が苦しいのかな・・・。

先輩ナース

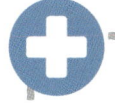

呼吸困難の緩和ケア

●原因を特定する

呼吸困難の原因には、疾患（がんやCOPDなど）に直接、関連して生じるもののほか心因性のものが考えられます。身体的な治療や看護に関しては、領域ごとの教科書を熟読して学んでください。身体的な原因が特定できない場合は、情緒的ケアを行う一方、対症療法を試みます。

*出典：垂井清一郎監修、長尾和宏・新城拓也・小澤竹俊編集、スーパー総合医 緩和医療・終末期ケア、中山書店、2017

●薬物による対症療法

●モルヒネ

モルヒネはがん患者さんの呼吸困難に有効であることが確認されています。まだモルヒネを使っていない患者さんに対しては、呼吸困難が生じたときにごく少量が投与されます。モルヒネに心理的な抵抗がある場合は、コデインが代用されます。

痛み治療ですでにモルヒネを使っている場合は、レスキューを使いましょう。患者さんの訴えから、呼吸困難が生じる動作・労作時を特定して予防投与することも可能です。「痛みと同じように頓服で対処できますからね」など、安心を支える説明を心がけましょう。

がん患者さん以外では、COPD、心不全、ALSの患者さんの症状を緩和する効果が確認されています。モルヒネ以外のオピオイド鎮痛薬や鎮痛補助薬については、有効性が確認されていません。

●薬物以外の対症療法

●呼吸の工夫

胸式呼吸は換気効率が悪く、呼吸困難の感覚を増強してしまいます。一回の換気量を増やすことを目的して腹式呼吸を指導しましょう。また、排便で力むときは息を止めずに**口すぼめ呼吸**で息を吐きながら力むと、比較的楽に呼吸を維持できます。緩下剤を用いて便を柔らかめに調整しておくといいでしょう。

●生活環境と動作の工夫

入浴や外出といった生活動作中に呼吸困難が出現する場合は、まず手すりなどで労作の負担を減らし、動作はゆっくり行うように指導します。階段を昇降するときは途中で休みを入れ、1段目、2段目で息を吸い、3〜6段目で息を吐き出すなど一定のリズムを保つと呼吸がスムーズになります。

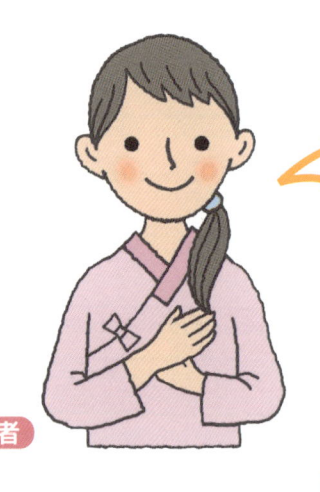

おかげで呼吸が楽になりました。

患者

では、医師にモルヒネを使うことを提案しますね。

ベテランナース

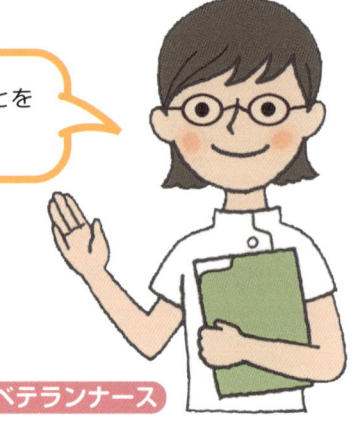

悪心・嘔吐

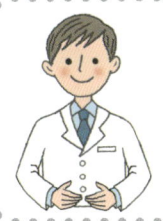

進行がんの患者さんの6割は悪心を、3割で嘔吐を認めます。悪心・嘔吐に対しては制吐剤をつかうことで症状が改善します。薬の種類は原因によって使い分ける必要があるため、痛み評価と同じように原因を想定しながら細かいアセスメントを行いましょう。

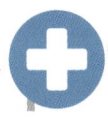

悪心・嘔吐のメカニズム

●嘔吐中枢への刺激で発生

悪心・嘔吐は何らかの原因で以下にあげる4つの**引き金中枢**が刺激されることで生じます＊。

- ●CTZ（化学受容器引金帯）
お酒を飲み過ぎて吐き気がするときは、このCTZが刺激されています。アルコールや薬、尿素などの物質が体循環中に高濃度になるとCTZが刺激され、その刺激が嘔吐中枢に達して悪心・嘔吐反応が生じます。

- ●末梢性
いわゆる食べ過ぎの吐き気です。消化管に内容物が停留し、消化管の粘膜に損傷が生じると嘔吐中枢に刺激が伝わり、悪心・嘔吐反応を生じます。

- ●前庭系
乗り物酔いの悪心・嘔吐です。前庭系への刺激は、CTZを介して嘔吐中枢に達します。

- ●中枢神経系
また吐くのではという不安（予期不安）が、大脳皮質から嘔吐中枢に伝わり、悪心・嘔吐を引き起こしてしまいます。このほか、がんの脳転移による頭蓋内圧亢進が原因となっている場合もあります。

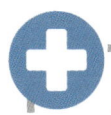

悪心・嘔吐の原因は？

●薬歴や血液検査値、問診でチェック

悪心・嘔吐の原因は薬剤性、代謝性（高カルシウム血症、低ナトリウム血症など）、消化管の機能不全、頭蓋内圧亢進など様々です。いつから、どのようなときに悪心・嘔吐が発生するのか、また症状を強める／弱めるきっかけはあるかなど、**痛み評価**と同じようにアセスメントを行うことで、悪心・嘔吐の原因を特定することができます。

＊出典：余宮きのみ著、ここが知りたかった緩和ケア 増補版、南江堂、2016

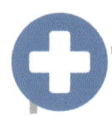

悪心・嘔吐の緩和ケア

●制吐薬の投与

想定できる原因から有効な制吐剤を割り出して投与します。CTZ由来の場合は抗ドパミン薬が、前庭系の場合は抗ヒスタミン薬が使われます。消化管の機能不全が原因のときは消化管の運動を改善する薬を投与、場合によっては**減圧治療**が行われます。中枢神経系由来の場合は、ベンゾジアゼピン系の薬剤が制吐剤として使われます。

●抗精神病薬の投与

制吐剤を投与しても症状が改善されない場合は、ほかの作用機序を持つ制吐剤に切り替えるなどの対応をとりますが、難治性の場合は、抗精神病薬が投与されることもあります。抗精神病薬を投与した場合は、眠気やふらつきなど特有の副作用に対する注意が必要です。

悪心や嘔吐は制吐剤によって症状が改善します。

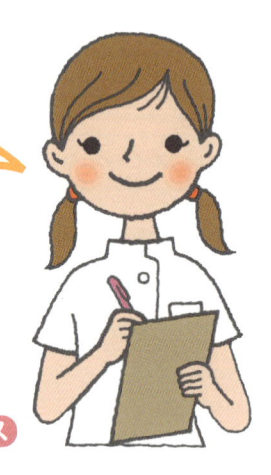

新人ナース

column

悪心・嘔吐と便秘と下痢と

オピオイド鎮痛薬を服用しているとほぼ100%の患者さんに便秘が生じますが、この便秘が原因で悪心・嘔吐の症状がでることがあります。

便がたまると腸管内の内圧が上昇し腸管を覆っている膜が伸び、迷走神経や大内臓神経を介して嘔吐中枢が刺激されるためで、「腸管が破裂しちゃうからこれ以上、食べないで」という体の防御反応です。また「悪心・嘔吐」と「下痢」が同時に生じた場合は、頑固な宿便がたまり、出口を塞がれた新しい便がかろうじて残った隙間を流れ出している状態が疑われます。こうしたケースでは緩下剤の投与と摘便や浣腸による処置を行います。

強制排便は時に患者さんの尊厳を著しく傷つけ、時にショックを招きます。いきなり浣腸を使うのではなく、宿便の苦痛と便処置の負担について患者さんと話し合い、患者さんに便処置を受け入れてもらうことが大切です。まずは摘便を行ってから座剤や浣腸を使った処置へと移行するように心がけましょう。

便秘

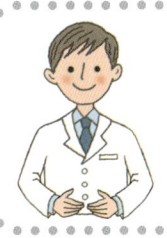

がんの患者さんや高齢者、寝たきりの方は便秘のリスクを多く抱えているので、便秘になりやすいこと知られています。オピオイド鎮痛薬など薬剤性の便秘もありますが、活動量や食事量が減り、腸のぜん動運動が低下して便秘の原因になるからです。

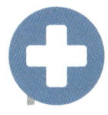

便秘は予防が肝心

●重症化した便秘は大きな負担

排便行為は最も他人にみられたくない生理的な行為です。やむを得ないとはいえ、全身状態が低下した状態での強制排便は患者さんにとって大きな負担であり、体力を大きく消耗してしまいます。したがって何よりも便秘が重症化しないように、予防することが肝心です。

●セルフコントロールを指導しよう

便秘の予防は個人の排便ペースに合わせた緩下剤の投与と「動く、食べる」といった生活行動がカギです。したがって、患者さん自身が排便コントロールに積極的に関わることが必要です。

まず、①排便コントロールの必要性を説明して、セルフケアが大切な要素であることを納得してもらいましょう。次に②緩下剤の作用と調節方法を説明し、③排便記録ノートをつけるよう指導しましょう。

特にオピオイド鎮痛薬を使い始める状況では、すでに痛みや不安のために便秘傾向にあるため便秘は必発です。オピオイド鎮痛薬の増量をいやがる理由の多くは「便秘が辛いから」であり、排便コントロールは緩和ケアの成否を握る大切なポイントです。

●食事指導はストレスにならない程度に

食事指導では水を飲み、食物繊維が豊富な野菜や果物を意識的に摂る、などを指導します。特に食物繊維は大腸の粘膜を刺激してぜん動運動を促す作用が期待できます。ただし、消化管狭窄などがある場合は逆効果になるので、低残渣食へ変更することで便秘が解消されることもあります。

また、過度の食事指導はストレスになります。食欲がない、食べられないなどの訴えを無視してまでこだわる必要はありません。食べたいものを食べてもらいながら、緩下剤のほかマッサージ、運動といった物理的な刺激をうまくつかってコントロールするように指導しましょう。

column

排便記録をつける

　排便記録をつけてもらうことで、患者さんのセルフケア意欲が高まります。記録では1日の排便回数と性状（下記のブリストルスケールを参照）、量、服用した緩下剤の種類を書き留めてもらうといいでしょう。

　排便コントロールはコツがつかめるまで時間がかかりますが、記録ノートの記載からセルフケアができているかどうか、改善ポイントがあるかどうかを確認することができます。うまくコントロールできている時は大いに評価して、セルフケアを継続する意欲を支えましょう。

▼便の性状を示す「ブリストルスケール」*

消化管の通過時間			
非常に遅い（約100時間）	❶ コロコロ便	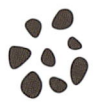	硬くてコロコロの兎糞状の便
	❷ 硬い便	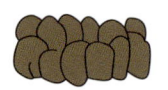	ソーセージ状であるが硬い便
	❸ やや硬い便	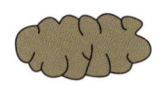	表面にひび割れのあるソーセージ状の便
	❹ 普通便	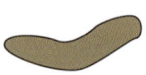	表面がなめらかで柔らかいソーセージ状、あるいは蛇のようなとぐろを巻く便
	❺ やや柔らかい便	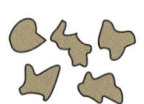	はっきりとしたしわのある柔らかい半分固形の便
	❻ 泥状便	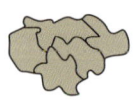	境界がほぐれて、ふにゃふにゃの不定形の小片便泥状の便
非常に早い（約10時間）	❼ 水様便	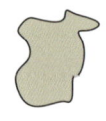	水様で、固形物を含まない液体状の便

*出典：Sekizawa K. et al. ACE inhibitors and pneumonia. Lancet. 352: 1069: 1998.

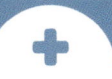

睡眠障害

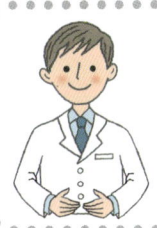

睡眠障害に対して「眠れないなら、薬を出してもらいましょうか」という安易な対応は、患者さんの不利益につながります。まず症状を詳しく尋ね、それから「原因」を問診や検査数値などから特定していきます。次に原因に対する治療と症状の緩和を目指しましょう。

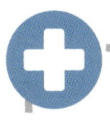

不眠症状を把握する

●不眠のタイプを特定する

不眠も主観的な症状のひとつです。家族が「普通に眠っているようですけど」と答えても、患者さん本人が「よく眠れた」と感じていなければケアの必要があります。夜間の睡眠については問診を通じて把握するしかありません。常に「よく眠れていますか?」と尋ねて不眠のタイプと原因を把握し、薬剤やケアによる対応を考えていきます。

不眠のタイプを把握するには①「なかなか寝付けないですか?(入眠困難)」②「寝付きは良いけれど、夜中に何度も起きてしまいますか?(中途覚醒)」③「明け方に目が覚めて、それきり寝付けませんか?(早朝覚醒)」④「よく眠れたなぁという感じはありますか?(熟眠障害)」など、不眠のタイプを想定して質問を工夫しましょう。

●原因を特定する

不眠が発生する原因には、下記のようなものがあります。原因を把握したうえで患者さんの希望を聞き取り、対処法を考えていきます。

▼不眠が生じる原因*

身体的要因	疼痛、悪心・嘔吐、下痢、消化管閉塞、たん・せき、呼吸困難感、低酸素血症、頻尿、尿閉、発熱、発汗、搔痒、倦怠感
精神的要因	抑うつ、不安、せん妄など
薬剤性要因	ステロイド、中枢性神経刺激薬(アミノフィリン、メチルフェニデートなど)、降圧薬(α-メチルドバ、プロプラノロールなど)、抗がん剤、抗不安薬、睡眠薬、オピオイドなどの退薬
環境要因	環境変化(入院)、物音、同室者との関係、医療処置など

＊出典:日本看護協会編、厚生労働省委託がん医療に携わる看護研修事業、看護師に対する緩和ケア教育テキスト 改訂版、2014

●睡眠薬に抵抗がある場合

　睡眠導入剤の使用が望ましい場合でも、患者さんによっては「睡眠薬を飲む必要はありません」と抵抗を示すことがあります。ときおり医療者の客観的な診断と、患者さんが自覚している支障が一致しない場合もあるので、もう一度①眠れないことが辛いかどうか、②生活に支障は出ているかどうか、③不眠を改善したいかどうか、を尋ねてみましょう。

　苦痛を感じているのにもかかわらず薬の服用に抵抗を示している場合は、背後にある不安を聞き取り、医師や薬剤師にサポートしてもらいながら、睡眠導入剤について説明する場を設けましょう。患者さんの不安や葛藤をきちんと聞き取ることで「何かあっても対処してもらえる」という安心感が生まれ、治療に対する抵抗が薄れていきます。

---

column

不眠症の悪循環を断ち切ろう

　慢性的な不眠が生じる背景として、不眠を誘発するような行動や感情が隠れていることがあります。典型的な行動は、ベッドで横になりながらスマートフォンで闘病記や体験談を検索し、不安を募らせて眠れなくなるなどです。また、今日も眠れないかもしれないという予期不安が止まらないこともあるでしょう。行動と不安、不眠は互いに影響しあっているので、どこかでこの悪循環を断ち切ることが重要です。また、睡眠導入剤を使用する、しないに関わらず、眠る前は刺激物（カフェインやタバコ）を摂らない、眠くなってから横になる、朝起きたときはカーテンを開けて日光を入れる、夜間の照明は最小にするなどの生活指導を行いましょう。

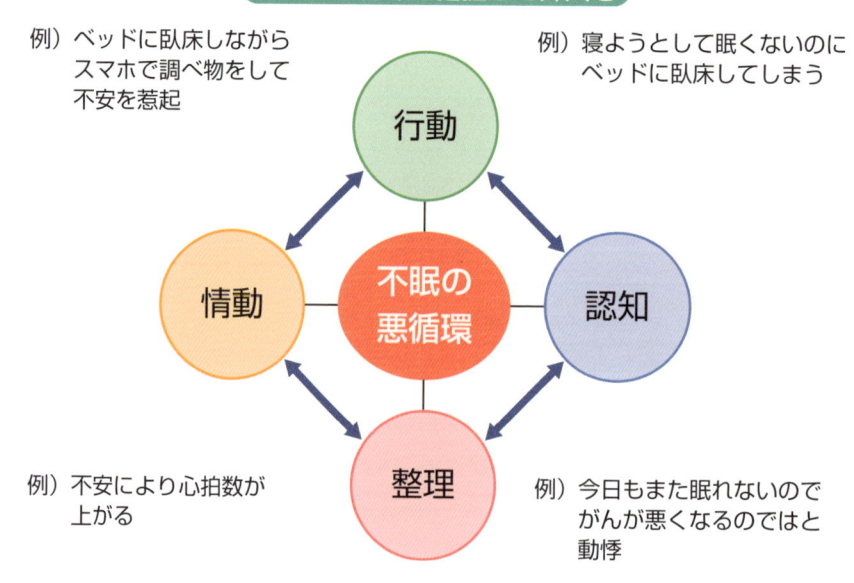

不眠の悪循環を把握して介入を ＊

例）ベッドに臥床しながらスマホで調べ物をして不安を惹起

例）寝ようとして眠くないのにベッドに臥床してしまう

行動

不眠の悪循環

情動

認知

整理

例）不安により心拍数が上がる

例）今日もまた眠れないのでがんが悪くなるのではと動悸

＊出典：垂井清一郎監修、長尾和宏・新城拓也・小澤竹俊編集、スーパー総合医 緩和医療・終末期ケア、中山書店、2017

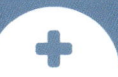

せん妄

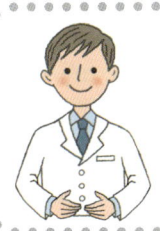

せん妄は、脱水や感染症、薬剤の影響などの要因で生じる意識障害です。認知機能の低下（認知症）と間違いやすいので注意が必要です。せん妄は患者さんご本人と家族の苦痛がとても大きい「緊急に対応すべき病態」であることを意識してください。

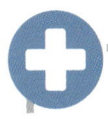

せん妄とは

●意識障害を中心とした精神神経症状

せん妄は急性に生じる**注意障害**を中心とした精神神経症状です。①感情の変動が激しい過活動型、②反応が乏ししい低活動型、③活動水準混合型の3タイプがあり、以下にあげた症状の多くは1日のなかで夕方から夜間にかけて現れます（日内変動）。

せん妄が生じると、家のなかでも転倒事故を起こすリスクが増えるほか、家族や医療者とのコミュニケーションがとれなくなるなど治療そのものに支障がでてきます。

せん妄は予後1カ月を切った患者さんの3割に生じます。その後は予後期間が短くなるにつれて、発症率が上昇し、予後1日〜数時間では9割以上に生じます。

●せん妄の症状

①ぼーっとして視線が定まらない、周囲の状況がわかっていない（注意障害）。

②不眠や昼夜逆転など、睡眠-覚醒リズムの乱れ。

③感情の変動が激しく、怒りっぽくなる、興奮しやすい。

④幻視や錯視などの知覚障害。

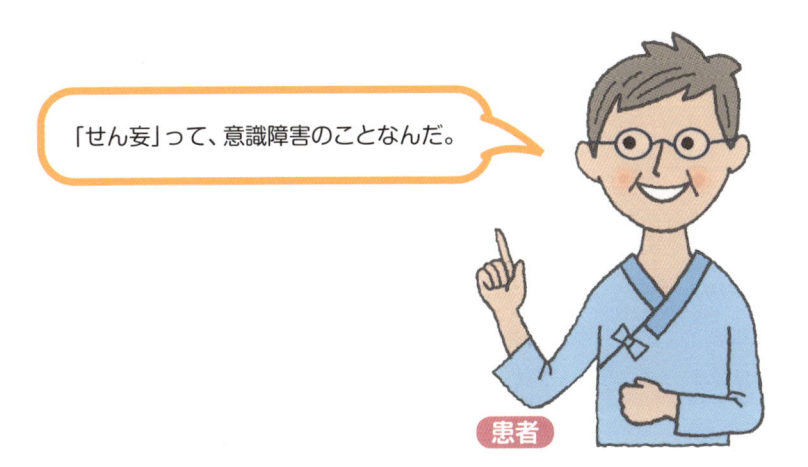

「せん妄」って、意識障害のことなんだ。

患者

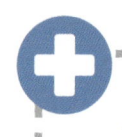

原因の特定と治療

●直接の原因と誘発要因への介入

　せん妄の原因は薬剤性（オピオイド鎮痛薬、抗うつ薬、抗不安薬など）、代謝異常（高カルシウム血症、肝不全、腎不全など）、低酸素血症（貧血、呼吸不全など）、栄養障害（悪液質、ビタミンB群の欠乏）、感染症（誤嚥性肺炎、皮膚感染）や脱水、アルコール離脱症候群など多岐にわたります。また、入退院による環境の変化や睡眠障害、身体拘束や強制臥床などがせん妄を誘発することもあります。

　薬剤性のせん妄については、薬剤の再調整で改善を図ることができます。せん妄を発症する直前に増量したり、追加した薬剤がないかどうか調べましょう。特に、ベンゾジアゼピン系、非ベンゾジアゼピン系の短時間作用型睡眠導入剤や抗不安薬を使っている場合は、迅速な対応が肝心です。

　せん妄への対応は残念ながら限界があります。主要因と思われる原因を取り除いた後は、抗精神病薬や鎮静薬の投与など対症療法で症状の緩和を図るほか、症状を増強させず事故を未然に防止する工夫も必要です。例えば、時間や場所の見当識に混乱を来さないようカレンダーや時計、危険物を周囲から遠ざけてください。日中は簡単なリハビリテーションに充て覚醒を維持し、日内変動の改善を試みましょう。

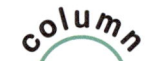

家族への説明

　せん妄は突然出現するため、家族の驚きと不安はとても大きいものです。家族や介護者には「今のように、つじつまが合わないことを話したり、混乱して落ち着かないのは『せん妄』といって、発熱や脱水がきっかけで、脳の機能がうまく働かなくなっているのです」「今は夢や昔の記憶と現実がまざったような状態にあります」など、平易な言葉で病態を説明しましょう。

　この際に「つじつまが合わない話を無理に正したり、話に合わせる必要はありません」「混乱していても、ご家族がそばにいるだけで落ち着いてきますよ」など、安心してもらえるよう声をかけましょう。不安のあまり、ご家族からオピオイド鎮痛薬への嫌悪感が再噴出してくることもあります。その場合は、オピオイド鎮痛薬は痛みのコントロールに必要なこと、様子をみながら薬の種類を変えられることなどを丁寧に説明していきます。

　いよいよとなった場合は鎮静を行うこともあります。家族に対しては事前に次に起こりうる状態について適宜説明し、ご家族の精神的・身体的負担に配慮しましょう。鎮静についてはさまざまな議論、批判、肯定論があり、絶対という正解はありません。せん妄〜鎮静という経過は本人だけではなくご家族や介護者にとって非常に辛い体験です。患者さんとご家族とともに居る時間が長い看護師だからこそ、ご家族の辛さに寄り添って意思決定を支えてください。

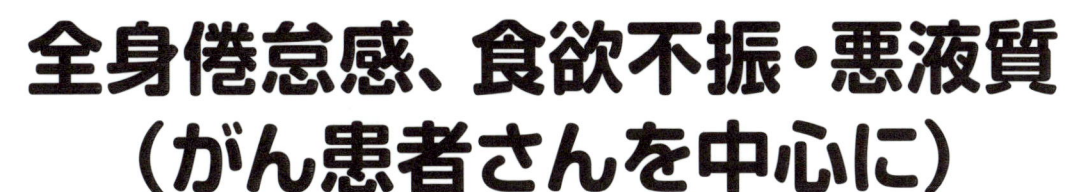

全身倦怠感、食欲不振・悪液質（がん患者さんを中心に）

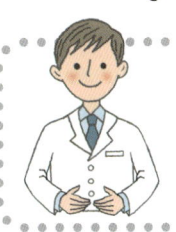

終末期がん患者さんは全身の倦怠感と食欲不振を経験します。悪液質は食事摂取量の低下に代謝異常を伴う病態で、近年は**食欲不振・悪液質症候群**と呼ばれています。慢性心不全、慢性腎不全、慢性呼吸不全でも生じます。

食欲不振・悪液質症候群（ACS）とは

●食事摂取量の低下と代謝異常による病態

　全身の倦怠感と**食欲不振・悪疫症候群**（**ACS**）はほぼすべての終末期がん患者さんで生じますが、そのメカニズムはまだはっきりとわかってはいません。内因性のサイトカインネットワークや、がん細胞が分泌する物質が関係している、と考えられています。

　2011年、欧州緩和ケア共同研究グループは、ACSを「従来の栄養管理で改善することが難しい進行性の骨格筋量の減少があり、進行性に機能障害をもたらす多因子性の症候群」とし「食事摂取量の減少と代謝異常によって生じるタンパクおよびエネルギーの喪失状態」であると定義しました。また、その診断基準は①6カ月以内に5%以上の体重減少、あるいは体格指数（BMI）が20未満かつ2%以上の進行する体重減少、あるいは**サルコペニア＊＊**の状態であり、②経口摂取量の低下、③全身性炎症所見を満たす、の3点をあげています。

悪液質の経過 ＊

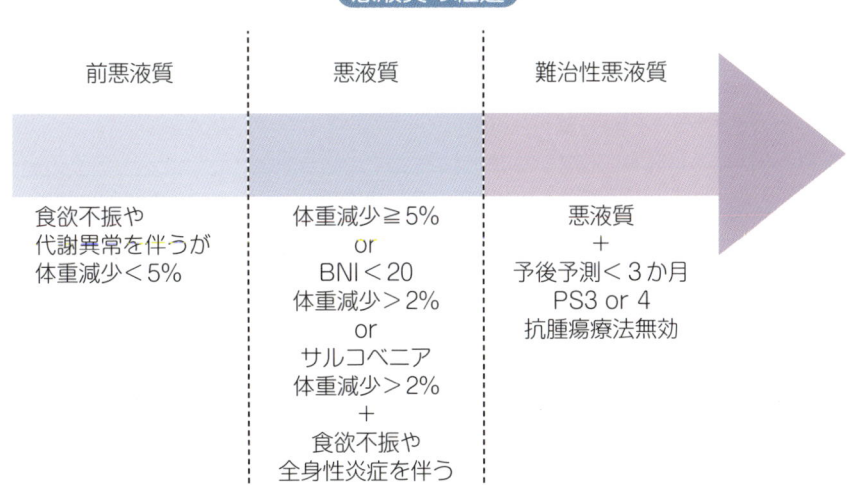

前悪液質	悪液質	難治性悪液質
食欲不振や 代謝異常を伴うが 体重減少＜5%	体重減少≧5% or BNI＜20 体重減少＞2% or サルコペニア 体重減少＞2% ＋ 食欲不振や 全身性炎症を伴う	悪液質 ＋ 予後予測＜3か月 PS3 or 4 抗腫瘍療法無効

＊出典:垂井清一郎監修、長尾和宏・新城拓也・小澤竹俊編集、スーパー総合医 緩和医療・終末期ケア、中山書店、2017
＊＊**サルコペニア**　加齢や疾患により、筋肉量が減少することで握力や下肢や体幹の筋肉など「全身の筋力低下が生じる」状態のこと。歩行速度が落ちるなど「身体機能の低下」が生じる。

●食欲不振・悪液質症候群への対応

ACSへの対応方法は確立していません。体重減少が5%以内の時は早期の栄養療法で進行を遅らせることができますが、重度のACSでは栄養療法や輸液が逆に患者さんの苦痛を増やしてしまいます。したがって、栄養状態の改善よりも生活の質の維持を目標にした緩和的なサポートが求められます。

●摂食困難，食欲不振との区別

ACSと一般的な摂食困難（経口摂取量の低下）、食欲不振とは全く異なる病態です。摂食困難は口内炎や味覚障害、嚥下障害など口腔機能の低下や、消化管・腸管の機能不全、あるいは便秘や下痢など消化管に関連するもの、不安や抑うつ、ストレスなどでも生じます。ACSとの違いは「お腹がすいたな（空腹感）」「少し食べようかな（食欲）」という感覚があり、適切な栄養療法で症状の改善が認められる点です。

一方、ACSは代謝異常が本態なので、空腹感や食欲はなく過剰な栄養療法はむくみや悪心・嘔吐を伴うため苦痛を悪化させてしまいます。

▼食欲不振の原因 *

がんによる症状	がん悪液質、疼痛、悪心・嘔吐、便秘・宿便、嚥下困難、味覚異常、口内乾燥症、口内炎、燕下障害、嚥下痛、高カルシウム血症、亜鉛欠乏、自律神経障害
消化器系の病変	胃内容停滞、腹水、肝腫大、腸閉塞
治療によるもの	化学療法、放射線治療、手術、高カロリー輸液
心因性	不安、抑うつ
環境	悪臭、病院食、病室

●一般的な摂食困難、食欲不振への対処法

基本的なアセスメントを細かく行い、例えば、口腔機能の低下であれば口腔ケアを行うなど、直接的な原因に対応します。薬物療法ではステロイドや消化管運動促進剤、六君子湯などが使われています。

また、「食べられないのは辛いことですね」など、共感的な対応を心がけ「何なら食べられそうですか」など患者さんの嗜好や困っていることなどを尋ねてみましょう。そのうえで、管理栄養士などに相談して患者さんの嗜好に沿った食材選択や形態、味付けに配慮したメニューを工夫します。このとき、カロリーや栄養バランスは二の次として「食べたいものを食べたい時に食べてくださいね」など、患者さんの心理的な負担を減らすように心がけてください。

＊出典：恒藤暁・内布敦子編、系統看護学講座別巻10 緩和ケア、医学書院、2007

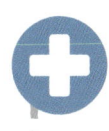

全身の倦怠感

●がん関連倦怠感

がん患者さんに特有の全身のだるさ、疲れやすさは**がん関連倦怠感**と呼ばれます。がん治療に伴って生じる状態で「日常生活を妨げるような苦痛を伴う持続性の主観的な感覚で、身体的な倦怠感、感情的および認知的倦怠感、または消耗した感じがある」ことが特徴です。がんの化学療法中ではほとんどの患者さんが、放射線治療法中は6～8割の患者さんで「何とも表現のしようがない倦怠感、疲労感」を感じています。終末期はほぼ全例が全身の倦怠感を経験します。

●一次的倦怠感、二次的倦怠感

がん関連倦怠感が生じる原因は、担がん状態や抗がん治療によって全身に炎症状態が生じ、内因性のサイトカインネットワークが活性化されるためだと推測されています（**一次的倦怠感**）。有効な治療法が確立されていないため、緩和ケアによる対応が重要です。

一方、**二次的倦怠感**は貧血や不安・抑うつ状態、あるいはオピオイド鎮痛薬など緩和ケアで使用される薬物が原因となって生じます。二次的倦怠感に関しては、原因を特定し、原因に対する治療と並行して緩和ケアを進めていきます。

▼倦怠感の原因 *

治療	化学療法、放射線治療、手術、インターフェロン
全身性	貧血、感染症、がん悪液質
代謝・内分泌異常	電解質異常（高カルシウム血症、低カリウム血症、低ナトリウム血症）、血糖値異常、脱水、甲状腺機能低下症、副腎機能低下症、性線機能低下症
薬剤性	オピオイド、向精神薬（抗不安薬、抗うつ薬、鎮静薬、睡眠薬）、制吐薬、抗ヒスタミン薬
精神症状	不安、抑うつ、不眠
臓器不全	腎不全、肝不全、呼吸不全、心不全

ドクターのつぶやき

せん妄への対処が重要

せん妄症状が出現するのは夕方～夜間のことが多く医師の診断が遅れることもあります。患者さんとご家族と過ごす時間が長く、その辛さを目にしているのは看護師です。チーム・カンファレンスの際に「せん妄状態の見通し」と「悪化させない工夫」「家族の不安、混乱の解消」について話し合うきっかけを提供してください。

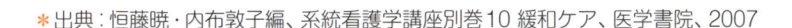

＊出典：恒藤暁・内布敦子編、系統看護学講座別巻10 緩和ケア、医学書院、2007

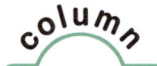

倦怠感をすくい上げる質問法

単に「だるいですか」と聞いても、「別にだるくはないです」という返事が返ってきます。がん関連倦怠感は①身体、②感情・情緒、③認知にまたがって生じるので、質問をこの3つに具体的に関連させるなどの工夫が必要です。

例えば、「疲れやすいですか、だるいと感じますか（身休）」「これまで好きだったことに興味が持てますか、なげやりな気分ですか（感情・情緒）」「考えるスピードが遅くなったと感じますか、忘れやすくなったと思いますか（認知）」などです。

国立がん研究センターの精神腫瘍学研究グループが開発した質問表（下記）が次のウェブサイトからダウンロードできます。点数の計算方法なども載っていますので参考にしてください。

http://plaza.umin.ac.jp/~pcpkg/cfs/cfs-manual.pdf,

ID				CFS
氏名　　　　　　　　　様	記入日　　年	月	日	時

この質問票では、<u>だるさ</u>についておたずねします。各々の質問について、

<u>現在のあなたの状態に最も当てはまる番号</u>に、ひとつだけ〇をつけてください。

<u>あまり深く考えずに、第一印象で</u>お答えください。

いま現在・・・	いいえ	少し	まあまあ	かなり	とても
1　疲れやすいですか？	1	2	3	4	5
2　横になっていたいと感じますか？	1	2	3	4	5
3　ぐったりと感じますか？	1	2	3	4	5
4　不注意になったと感じますか？	1	2	3	4	5
5　活気はありますか？	1	2	3	4	5
6　身体がだるいと感じますか？	1	2	3	4	5
7　言い間違いが増えたように感じますか？	1	2	3	4	5
8　物事に興味をもてますか？	1	2	3	4	5
9　うんざりと感じますか？	1	2	3	4	5
10　忘れやすくなったと感じますか？	1	2	3	4	5
11　物事に集中することはできますか？	1	2	3	4	5
12　おっくうに感じますか？	1	2	3	4	5
13　考える早さは落ちたと感じますか？	1	2	3	4	5
14　がんばろうと思うことができますか？	1	2	3	4	5
15　身の置き所のないようなだるさを感じますか？	1	2	3	4	5

chapter 5

非がん疾患の緩和ケア

日本の緩和ケアは、がん性疼痛管理を中心に発展してきたため
非・がん疾患に対する緩和ケアは手つかずのままです。
高齢多死社会を目前にした今だからこそ、
非がん疾患の緩和ケアについて学ぶ必要があります。

認知症

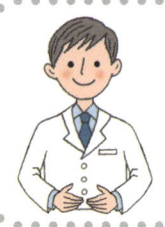認知症は、発症後の数年〜10年の間に認知機能や身体機能が低下し、やがて死に至る病です。自然経過や予後はサブタイプで異なりますが、終末期は全例が緩和ケアの対象となります。ここでは認知症の半数を占めるアルツハイマー型認知症をみていきます。

✚ アルツハイマー型認知症（AD）の自然経過

●発症早期の病識と受診行動

これまでADでは本人の病識がなく、異常に最初に気づくのは家族だとされてきました。しかし、早期ADの患者さんは家族が気づく前に、自分自身の変化や認知機能の低下を認識し「何か恐ろしいことが起こっている」という不安のまっただ中にいます。その一方で、病気の可能性を否定し、家族や友人・知人に気づかれないよう必死に症状を隠しているのです。

家族もまた、変化に気づきながらも動揺のあまり最初は否認しますが、何かの事故、事件をきっかけに病院の受診を促すことになります。本人が異常に気づいてから病院の受診まで1、2年がかりということも珍しくはありません。

●ADの自然経過

●軽度の時期　発症後2〜3年

軽度の時期は数分前、数日前の記憶（近時記憶）の障害が主な症状です。生活に支障を認めるようになりますが、身体的な機能は維持されているので、その人らしい生活を続けることができます。

外来通院の時期ですがトータルペイン、特に病気や将来への不安、社会生活や自分らしさが失われる恐怖への対応を考慮しましょう。

●中等度の時期　4〜7年目

病状が進行すると、記憶障害は数秒前の記憶（即時記憶）や数ヶ月前の記憶（遠隔記憶）にまでおよびます。見当識障害も表面化し、時間や場所、親しい人の顔がわからなくなる、などが顕著に表れてきます。仕事や家事ができなくなり、日常生活動作（ADL）、やがては排泄や食事など最低限の活動もおぼつかなくなります。生活を支えるため介護者の負担はピークを迎えます。

この時期のトータルペインは「問題行動」として表現されることが多く、周囲が振り回される場面が増えてきます。しかし、他者への暴力や暴言、徘徊や妄想は、言語化できない痛みや苦悩に対する必死の抵抗だと捉えることができます。

これまでは睡眠導入剤や物理的な拘束で介入するなど、患者さんの尊厳を全く無視した対応がふつうに行われてきました。しかし現在はこうした対応に批判が集まっています。実際、少量の薬剤を使いながら、接し方を工夫したり心理療法を行うなかで患者さん自身が新たな役割を見いだしたり、尊厳を取り戻し問題行動が治まるケースも増

えてきています。また、適切に身体の痛みの治療を行った場合、BPSDが有意に減少したという報告もあり、家族にとっても救いになることは間違いありません。

● 重度　8年目～終末期

　内科的な合併症や骨折などの急性疾患が頻発し、全身管理と症状の緩和がケアの主体となります。外来通院に無理がでるため、在宅医療に移行、あるいは老健施設へ入所する時期です。「寝たきりになって介護が楽になった」という家族・介護者の本音は辛い事実です。ご家族が罪悪感を感じないように「ここからは痛みや苦痛を取り除き、おだやかに過ごしてもらうことを目標にしましょう」とケアのゴールを共有してください。

　高度認知症の患者さんが誤嚥性肺炎を繰り返したり、嚥下反射が消失して経口摂取ができなくなってからは半年以内に半数が亡くなるという研究報告もありますが、正確な予後予測は難しいため、適宜、治療のゴールを確認しながら痛みと苦痛にできる限り対応していきます。

▼アルツハイマー型認知症の自然経過＊

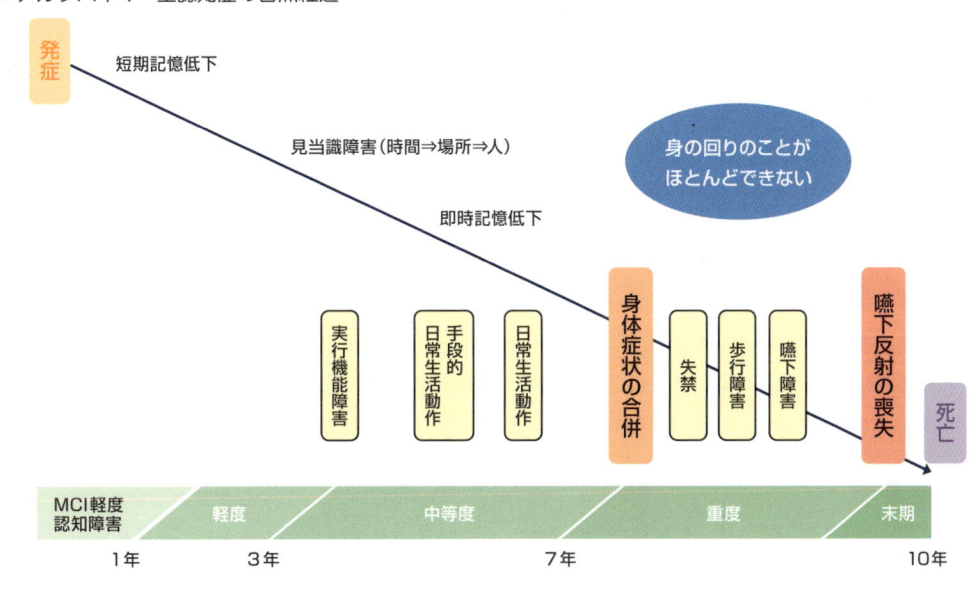

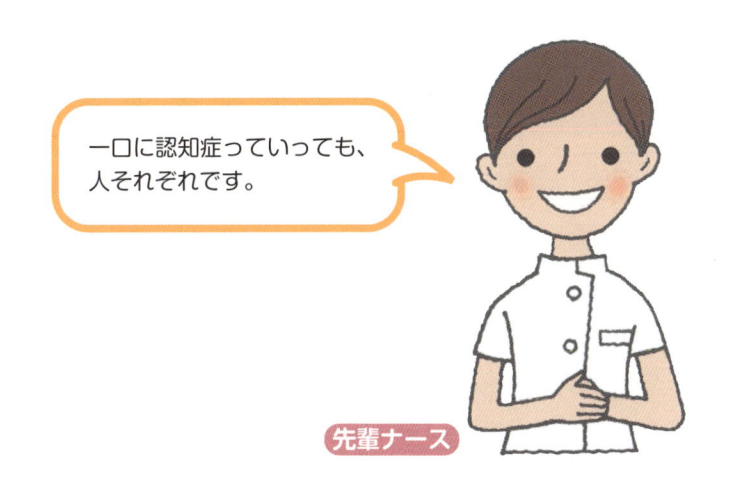

一口に認知症っていっても、人それぞれです。

先輩ナース

＊出典：平原佐斗司編著、チャレンジ！非がん疾患の緩和ケア（在宅医療の技とこころ）、南山堂、2011

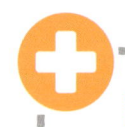

認知症末期の緩和ケア

認知症の終末期はもう苦痛も感じない、というのは大きな誤解です。末期になってもすみなれた自宅に戻ると、表情が穏やかになり眉間のしわが消えていくのが傍証です。一方でトータルペインに占める社会的役割や自分自身の消失に対する痛みは、すでに小さくなっているでしょう。つまり認知症終末期の緩和ケアは、心身ともにおだやかで苦痛なく過ごしてもらうことがゴールになります。

●痛みや苦痛を客観的に評価する

患者さんの「痛い、苦しい」とい訴えを信じ、手をあてることから緩和ケアは始まります。認知症の患者さんの場合は主観的な評価スケールを使うことは難しいので、客観的な観察から痛みや苦痛の存在を評価していきます。

臨床現場ではDOLOPLUS（次ページ参照）やAPS-Jなどがよく使われています。APS-Jは、認知症の高齢者がベッドから車椅子などに移動介助をうけている場面や、自力歩行をしている場面を観察し、「声を上げる」「表情」「ボディランゲージの変化」「行動の変化」「生理学的変化」の6項目に対して、「0：なし」「1：軽度」「2：中等度」「3：重度」の4段階で評価する方法です。

看護師による客観的な観察が最も優れているという仮定に基づいて開発されたものであり、痛みの程度と重症度を同時に評価していること、また、表情やボディランゲージ、血圧や脈拍の変化などから評価できるので、病院内よりは老健施設や在宅での利用に向いています。

●痛みや苦痛への対応

●嚥下機能の低下

認知症末期の療養の質を損なう主な要因は、嚥下機能の低下と誤嚥性肺炎などの感染症です。嚥下機能の低下には食べ物を認識できず吐き出す、食べる意欲の減退などが原因です。またＡＤ治療薬として投与されるドネペジル塩酸塩の副作用として、消化器症状とそれに伴う食欲低下があることも覚えておきましょう。

摂食・嚥下機能に問題が生じた場合は、口腔ケアや嚥下リハビリ行い、少量でも経口摂取を続けるか、経腸栄養への切り替え、あるいは胃ろうを設置するかというに判断が必要になります。

●肺炎などの感染症

認知症終末期は誤嚥性肺炎や尿路感染症による発熱で、救急搬送されるケースがよくあります。急性期病院では望まぬ延命措置がとられることもあり、問題視されるようになってきました。在宅や施設で療養している場合は、救急搬送先での積極的な治療が必ずしも寿命を延ばすことにつながらないこと、また、苦痛を長引かせるだけに終わる可能性もあることを家族や介護者に伝えておく必要があります。

上手くいえなくても、苦痛を取ってほしい。

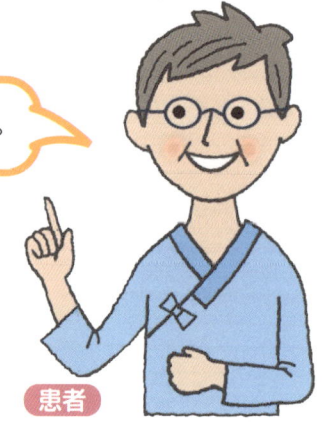

患者

コミュニケーション障害を持つ高齢者の痛み行動観察尺度

患者氏名[　　　　　　　] 評価日[　　　　　　　] 評価者名[　　　　　　　]

〔測定時の留意点〕

・自分が観察していないところは、他の看護師・助手・ご家族に聞いていただいて結構です。

・チェックの重複は可です。

1. 痛みの訴え

程度＼訴えの種類	言葉	ジェスチャー	声をあげて泣く	涙が出ている	うめき	その他（具体的）
0.訴えがない						
1.聞くと訴える		/	/	/	/	
2.時々訴える/観察される						
3.常に訴える/観察される						

点

2. 安静時に痛みを防ぐような体位をしている（いつもと異なる体位をするのは、痛みを避け、緩和するためである。）

0.安静時、いつもの体位である〔安静時いつもの体位は　　　　　　　　　　〕	
1.安静時、時々ある体位を避ける	
2.安静時、いつも痛みを避けるような体位をとっている	
3.安静時、痛みを避けるような体位を絶えず探している	

点

3. 痛みの部位の保護（ケアをしている時に、防衛的なジェスチャーで、痛みの部位をかばおうとする。）

0.痛みの部位をかばおうとする行動はみられない	
1.どんなケアにも抵抗しないが、痛みの部位をかばおうとする	
2.ケアに対して抵抗し、痛みの部位をかばっている	
3.ケアしていないときでさえ、痛みの部位をかばっている	

点

4. 表情

程度＼表情の種類	しかめ顔	ひきつった顔	だるそうな顔	凝視	ほんやりした目つき	涙目	その他（具体的）
0.いつもと変わらない〔いつもは右記である〕							
1.ケアをする時に（右のような）表情がみられる							
2.ケアをしていない時も（右のような）表情がみられる							
3.常に（右のような）表情がみられる							

点

*出典：https://www.jstage.jst.go.jp/article/jspm/11/3/11_910/_html/-char/ja/

5. 睡眠

0. いつもと変わらない〔いつもは　　　　　　　　　　　　　　　　　　　　〕	
1. 寝つきが悪い〔いつもは　　　時頃に入眠する〕	
2. 夜間覚醒が多い	
3. 夜間十分な睡眠がとれないため、日中の覚醒レベルが低い	

□ 点

6. 排泄・着脱

0. 排泄・着脱は、いつもできることはできる〔いつもは　　　　　　　　　　　〕	
1. 排泄・着脱は、気をつければできる	
2. 排泄・着脱が非常に困難である	
3. 患者が抵抗するので、排泄・着脱ができない	

□ 点

7. 移動動作（移動動作とは、姿勢を変えること・移動・歩行である。）

0. いつも通りにできる〔いつもは　　　　　　　　　　　　　　　　　　　　　〕	
1. 移動動作が減る	
2. 手助けしても、移動動作が減る	
3. どんな移動動作も不可能であり、説得しても動くことを拒否する	

□ 点

8. コミュニケーション

0. いつもと変わらない〔いつもは　　　　　　　　　　　　　　　　　　　　　〕	
1. いつもより大げさ	
2. いつもより少ない	
3. 誰ともどんな方法でも、コミュニケーションしない	

□ 点

9. 食事、レクリエーション、アクティビィティ、理学・作業療法、行事・外出等への参加

0. いつもと変わらない〔いつもは　　　　　　　　　　　　　　　　　　　　　〕	
1. 促すと、いつも通り参加する	
2. 時折、拒否する	
3. すべて拒否する	

□ 点

10. 行動心理症状（行動心理症状とは、攻撃的・興奮・混乱・無関心・失念・心理的退行・死にたい、である。）

0. いつもの行動と変わらない〔いつもは　　　　　　　　　　　　　　　　　　〕	
1. 何かしたあと、上記のような行動がその度にみられる	
2. 何かしたあと、上記のような行動がずっと続く	
3. きっかけがなくても、常に上記のような行動が続く	

□ 点

合計点
□ 点

使い方：
①ある一定の時間内で観察された患者の行動を点数化する、②測定は痛みが治まるまでは1日2枚、ある一定時間観察した後に点数をつける、③評価できない項目は点数化しなくてよい、④痛みが存在していると考えられるカットオフ値は5点である、⑤点数化はチーム（医師、看護師、介護士など）で行うことが望ましい、可能であれば評価の基準となる「いつもの状態」を知っている家族にヒアリングを行う、⑥5点以上であれば、痛みが存在すると考えられるため、薬物・非薬物療法によるマネジメントを行う。痛みのマネジメントを行った後、再測定し点数が下がっていれば「痛みが存在していたこと」を示す：診断的痛みマネジメント、⑦5点以下であっても、痛みの存在が疑われる場合は鎮痛薬の使用をためらわない、特に「表情」に点数がついた場合は、疼痛マネジメントを実施する、⑧痛みは主観的な体験であり、他の患者と点数を比較しない。

患者さんの「痛い、苦しい」という訴えを信じ、手をあてることから緩和ケアは始まるのですね。

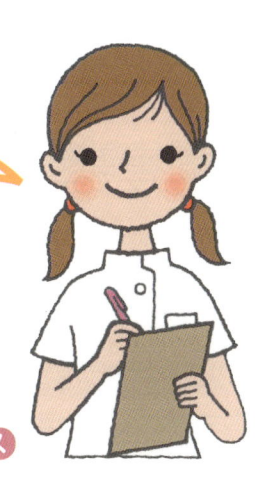

新人ナース

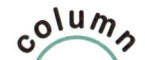

いのちの選択のプロセスを支える

　認知症の終末期では、家族が患者さん本人に代わり、延命措置を行うかどうかなど「いのちの選択」を迫られます。こうした状況は意志決定の中心人物に大きな心理的苦悩をもたらし、周囲の愛情と支援がなければ一生消えることがない心の傷を残します。

　近年は、本人の延命措置に対する意思が明確ではない場合、患者さんの価値観や意思を推定し、医療チームと家族が話し合ったうえで、本人の推定意思に家族の価値観を統合する形で決定していく「コンセンサス・ベースド・アプローチ」が試みられています。

　2007年、厚生労働省は「人生の最終段階における医療の決定プロセスに関するガイドライン」（2015年に改訂）を公表し、本人の意思が確認できない際の意志決定のあり方について指針を示しています。看護師には療養生活の専門家として、また、患者さんとご家族の最も身近な医療職としての役割が求められています。患者さんやご家族の話を傾聴し、現在の状態を理解できているかどうか、今後の見通しを受け入れているかどうかなど、時間をかけながら段階的に情報の提供と確認を行い、家族の受け入れ状況を適宜、チームメンバーと共有することが大切です。

慢性心不全

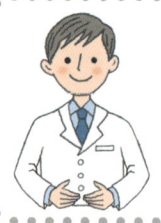

慢性心不全の基礎疾患は虚血性心疾患、高血圧、弁膜症などです。日本の疫学調査によると慢性心不全患者さんの3人に1人は虚血性心疾患を抱えている一方、高齢化に伴い大動脈弁狭窄症や僧帽弁閉鎖不全症などが増える傾向にあります。

慢性心不全の自然経過

●予後は不良で、リスク因子次第で突然死に注意

東北大学の先生方の調査（CHART研究）によると、日本人の慢性心不全患者さんの1年死亡率は約7％で、複数のリスク因子を合併することで予後が非常に悪くなることがわかっています。例えば、慢性心不全と貧血の合併例では5年生存率が20・2％低下、死亡率だけではなく不整脈合併例などでは突然死の発生も有意に上昇することが示されました。

入退院を繰り返す慢性心不全患者さんの5年生存率は、乳がんや大腸がんなど一部のがんより低く、終末期の緩和ケアの必要が認識されるようになっています。

●終末期の経過と予後予測

慢性心不全終末期は積極的治療の効果がなかなか上がらず、増悪と寛解を繰り返しながらゆるやかに全身状態が低下していきます。年齢や全身状態によっては植え込み型の除細動器やペースメーカーの使用が検討されますが、患者さんの多くはすでに慢性腎不全やがん、あるいは脳血管疾患などを合併していることが多く、侵襲度が高く高額な医療費がかかる治療をすべきか、どうか議論がわかれます。

一般に反応性の低下や身体機能の高度な障害、尿量の減少が顕著になると、末期と考えられます。積極的な治療に対する反応が鈍くなり、意識障害などが生じて生活に支障が出始めると、医療者、患者・家族は「積極的な治療を控える」時期の判断に迫られます。また、突然の心肺停止時に心肺蘇生など延命治療を希望するか否か、本人、ご家族、医療者チームで話し合っていく必要があります。

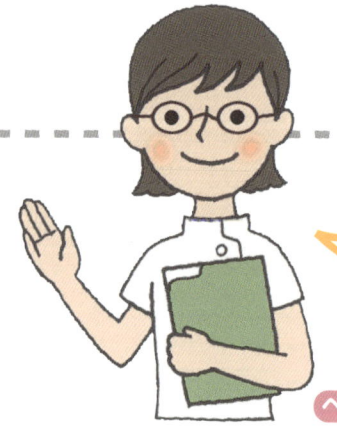

慢性心不全のアドバンス・ケア・プランニング（ACP）知っていますか？

ベテランナース

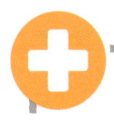

慢性心不全の緩和ケア

●維持的な治療と緩和ケアを併用

　がんの終末期は抗がん剤など積極的な治療をストップしたほうが、生存期間が延びることが知られています。一方、慢性心不全では積極的治療によって生活の質の改善・維持が期待できます。し

たがって、患者さんの負担にならない程度で積極的な治療と緩和ケアを併用して、少しでも痛みや苦痛を取り除くことができるケアを目指します。

●末期心不全の緩和ケア

●積極的治療の継続

　それまで投与されていた降圧剤の継続のほか、ドブタミンなどの強心剤が使用されます。ドブタミンの点滴静注は入院管理下で行われますが、生

命予後の改善は期待できないものの、強い息切れや呼吸困難、疼痛など心不全末期の症状を緩和することができます。

●緩和ケアの提供

　呼吸困難：本文67ページに記載した呼吸困難のケアを参考に、原因を特定して対処すると同時に、オピオイド鎮痛薬の使用を検討します。また、胸水や肺水腫を認める場合は利尿薬が投与されます。心臓の機能低下そのものに原因がある場合は、積極的治療が行われます。

　疼痛：心不全患者さんの主訴のひとつに疼痛があります。多くは関節炎や筋骨格系の痛みであり、慢性的な痛みの治療に準じて鎮痛薬を投与します。慢性的な痛みに対してはNSAIDsがよく使われますが、心不全末期は腎機能不全を合併するケースが多くNSAIDsよりはアセトアミノフェンが推奨されています。非オピオイド系鎮痛薬で痛みが緩和できない場合は、オピオイド鎮痛薬や鎮痛補助薬の使用を検討します。

　抑うつ：心不全患者さんの2割〜半数近くに生じるといわれています。男性、独居、経済的要因など社会的な要因の影響も大きいため、患者さんの愚痴や訴えに耳を傾けるなど精神面でのケアが有効です。SSRIなど抗うつ薬が投与されることもあります。背後にアルコールの乱用が隠れていないか、確認することも大切です。

　食欲不振・悪液質：本文77ページを参照に原因を鑑別し、ケアを行います。必要に応じてオピオイド鎮痛薬の使用が検討されます。

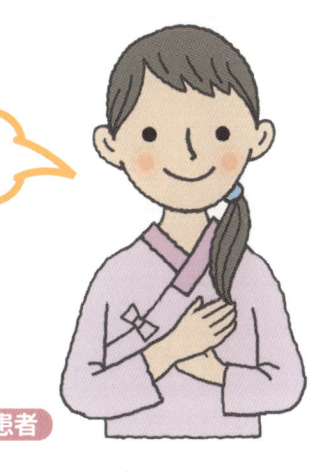

理屈よりも、この苦痛を取ってください。

患者

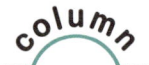

末期心不全の緩和ケアに関する指針

　2013年、アメリカ心臓協会（AHA）は心不全ガイドラインのなかで、治療抵抗性の重度心不全に対する緩和ケアと患者・家族の生活の質や精神面に配慮した意思決定支援について指針を示しています。紋切り型の意思決定支援ではなく、患者・家族の価値観や希望の捉え方、突然の増悪時を想定した事前意思決定に関する話し合いを「いつ」始めるかなど、自然経過にそった細かい配慮について記載されています。英文で医師に向けたものなので読むのは大変ですが、緩和ケアを学ぼうと思っている方はぜひ、トライしてみてください。

　一方、2016年10月、日本心不全学会は「高齢心不全患者の治療に関するステートメント」を公表しました。そのなかで「高齢者の慢性心不全は、ありふれた疾患であると同時に、がんと同様に死に至る悪性の病気である」とし、「生命予後の延長を目的とした治療よりQOLの改善を優先するべき」という見解を示しています。高齢心不全患者の治療に続き、終末期医療の指針について1章を割いて意思決定支援のプロセスを解説しているのでこちらも参照しましょう。

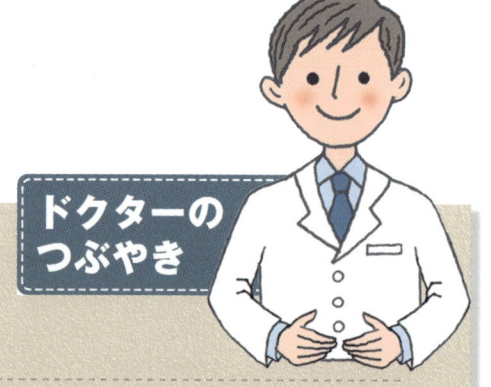

ドクターの
つぶやき

ガイドラインをQOL向上のために生かす

　従来の診療ガイドラインは「治癒」を目指す若年層の患者さんを中心に組み立てられていました。しかし、高齢者が増加する先進各国では関連学会を中心に、治癒が難しい高齢患者さんの治療から終末期のケア方針を確立しようとする動きが出ています。

　こうした動きは歓迎すべきことですが、ややもすると緩和ケアや介護の現場を知らない臓器別専門医の視点に偏りがちな側面があり、必ずしも現場の実態に沿った指針とはいえない場合があります。

　高齢患者さんの致死的な慢性疾患のケアについては、プライマリケアを担う開業医や在宅医、なによりも患者・家族と一番近い位置にいる看護師の視点がとても重要です。多職種連携の場面でも臆せず、患者さん本人のQOLを第一に考えた意見を出してください。

腎不全末期

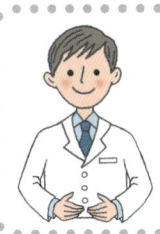

年々、新た腎代替療法（血液透析、腹膜透析、腎移植、在宅血液透析）に入る患者さんの高齢化が進み、2015年の統計では導入時の平均年齢は男性68.3歳、女性70.9歳でした。高齢透析患者さんでは腎不全以外の病気のために寝たきりになるケースが増え、社会問題となっています。

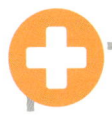 ## 末期腎不全の予後

●透析を導入しないケース

日本では透析導入が普及しているので、透析療法を選択しない場合の自然経過に関する研究調査は極めて乏しい状態です。海外の報告ではeGFRが10mL/minを下回って以降の生存期間は平均11カ月という報告があります。

日本透析医学会では①生命維持が極めて困難な循環・呼吸状態など、多臓器不全や持続性低血圧など維持血液透析の実施がかえって危険な病態がある場合、②血液透析を行うたびに、器具による抑制や薬物による鎮静をしなければ安全に透析ができない場合、には透析導入を見合わせるのも選択肢のひとつ、という見解を示しています。

●透析を中断するケース

透析治療を中断するケースは、導入を断念するケースのように安全な透析が実施できない場合や、認知症などで患者さんの状態が極めて悪くなり、終末期にあると判断された場合が想定されます。日本透析医学会は、患者さん自身の意思が文書等で明確にされている場合、家族が患者さんの意思を推定できる場合に限り、医療チームが患者・家族とともに治療を続けるかいなか、話し合いができるとしています。

米国などとは違い、日本では尊厳死に関する法的整備が進んでいません。したがって、患者さん本人の意思が明確にわからない場合は責任を問われる場合もあります。透析中断を巡る議論はまだこれからです。

透析にも「やめ時」があるのですね。

患者

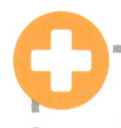

尿毒症の緩和ケア

尿毒症とは腎不全の進行に伴い出現してくる症状の総称です。①中枢・末梢神経症状、②呼吸器、循環器症状、③消化器症状、④血液系の異常、⑤皮膚・眼症状、⑥電解質異常などです。

●疼痛ケア

通常、第一選択はNSAIDsですが、高度腎機能障害がある場合はアセトアミノフェンが第一選択薬です。しびれなど神経障害性の痛みは抗けいれん剤が有効です。

●嘔気・嘔吐

尿毒症に伴う嘔気は一般に、CTZを介する刺激で生じます（本文69ページ参照）。動作によって痛みが生じるとき抗ヒスタミン薬が使われます。

●呼吸困難

呼吸困難にはごく少量のモルヒネが奏功しますが、代謝能力が低下しているため慎重さが必要です。また、在宅酸素療法が選択されるケースもあります。

column

末期腎不全の積極的保存療法

腎不全は血液透析など延命治療が確立しているため、そもそもの始めから透析を導入するかしないか、あるいは中断するかしないか、という選択を迫られます。医療者も家族も倫理的な問題に直面し、意思決定を難しくしています。しかし、今後、複数の基礎疾患を抱えるご高齢の新規透析導入患者さんの増加は予想されており、それにともなって非導入例、中断例が増えていくと考えられます。

海外では末期腎不全に対する「積極的保存療法」が実施されています。これは透析を導入せずに尿毒症に対する予防的治療や薬物療法、緩和ケアによる生活の質の維持を直接的な目的として、最終的にはおだやかな終末を目指すものです。オーストラリアでは後期高齢者の新規透析導入が5％に満たないそうです。まだなじみが薄い考えかたかもしれませんが、日本でも平穏死を選ぶ権利の尊重が社会的な共通認識となりつつあります。

慢性閉塞性肺疾患(COPD)

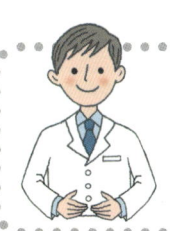

慢性閉塞性肺疾患(COPD)はタバコの煙などの有害物質を長期に吸うことで生じた肺の炎症性疾患です。厚生労働省の人口動態統計によると2016年にCOPDで死亡した方は15686人、男性の死因の第8位でした。

COPDの自然経過と予後因子

●増悪を繰り返し死に至る

COPDは本文42ページの「非がん疾患」モデルの典型です。急性増悪を繰り返しながら徐々に内臓の機能が低下し、死に至ります。急性増悪なのか、終末期なのかの判断が難しく、入院加療か終末期のケアかの選択に迷うことがあります。

判断が難しいときは、FEV1.0や低酸素血症の有無、6分間歩行試験、BMI(体格指数)などから予後を予測しつつ、治療の目標を適宜変更しながら対応していきます。

▼予後評価ツール「BODE index」*

		指標	0	1	2	3
B	Body Mass Index：BMI	栄養状態の指標。痩せていると予後が悪い	＞21	≦21		
O	airway Obstruction (気道閉塞)	FEV1.0 (気管拡張薬吸入後に測定) 予測値との比較 (%)	≧65	50〜65	35〜49	≦35
D	Dyspnea (呼吸困難)	mMRC scale**	0〜1	2	3	4
E	Exercise capacity (運動能力)	6分間歩行試験	≧350m	250〜349m	150〜249m	≦149m

BOED indexと死亡率

スコア	24カ月死亡率	52カ月死亡率
0〜2	約5%	約10%
3〜4	約10%	約30%
5〜6	約15%	約40%
7〜10	約40%	約80%

グレード	活動度と息切れの程度
0	高度の運動をしなければ息切れはない。
1	平地や軽度の坂道を急いで歩くと息切れがする。
2	平地を同年齢の人よりゆっくりしか歩けない。または平地歩行において自分のペースでも呼吸困難で立ち止まらなければならない。
3	100ヤード (91メートル) 以上歩けない。または平地でも2〜3分以上歩けない。
4	息切れがするので外出できない。または着替えるだけでも息切れがする。

10点が最もリスクが高く、スコアが7点以上であれば、52カ月以内に80%が死亡する。

＊出典：Celli, B.R., Cote, C.G., Marin, J.M., et al: The body-mass index,airflow obstruction, dyspnea, exercise capacity index in chronicobstructive lung disease. N Engl J Med, 350: 1005，1012, 2004

＊＊ modified medical research council dyspnea scale (mMRC)

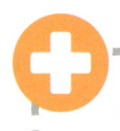

COPDの緩和ケア

●進行期の緩和ケア

急性増悪を繰り返す時期は疾患に対する薬物療法が第一選択です。また、呼吸リハビリテーションは呼吸困難感を軽くし、日常生活動作の耐用能やQOLの改善に貢献します。酸素療法とNPPV（非侵襲的陽圧換気：気管を切開せずにマスクで換気を行う）を併用することもあります。

●終末期の緩和ケア

COPDの終末期は高度な呼吸困難によりQOLが低下します。予後への不安や社会生活の損失などからトータルペインが出現するので、通常のCOPDに対する治療だけではなく、緩和ケアが必須です。肺がん終末期の患者さんとの間でQOLを比較した研究では、COPD患者さんはよりQOLが低く、抑うつあるいは不安が強いという結果が報告されています。

一方で、症状に対する緩和ケアは「呼吸困難」に対してはある程度、行われるものの、痛みや不安、抑うつ感に対する緩和ケアはほとんど行われていません。

● 呼吸困難

抑うつや不安の軽減、リラクセーション、パニックコントロール、身体機能の失調を防ぐADL訓練に加え、少量のオピオイド鎮痛薬による症状緩和が行われるようになってきました。

● 抑うつ、不安

カウンセリング、チームアプローチによるトータルペインのケア、抗うつ薬（SSRIなど）の投与などが行われます。

● 疼痛

低酸素血症があると筋繊維がれん縮して筋肉痛が生じるので、適切な酸素療法が有効です。低体温や血流の低下による皮膚表面の表在痛については、保温やリラクセーションを行いましょう。

呼吸器装着でもメールやフェイスブック

ドクターのつぶやき

在宅医療で診ている若いALSの男性は、気管切開による人工呼吸器装着を選択したので声を出すことができず、いまほは視線の動きで操作できる重度障害者用のコミュニケーションツールを使ってフェイスブックをアップし、時折メールをくれます。メールは深い洞察力に満ちていて、落ち込んでいるときに読むと「こんなことでくよくよしている場合じゃないだろ」と勇気づけられる言葉に溢れています。体が動かせなくなっても、声が出せなくなっても、何かの手段でコミュニケーションをとり、社会的な自分を取り戻すことができるのです。近い将来には脳波や脳血流の変化を読み取って言語化するコミュニケーションツールが普及するでしょう。緩和ケアチームのメンバーがそんな最先端ツールの知識を持っておくことも必要な時代です。

筋萎縮性側索硬化症（ALS）

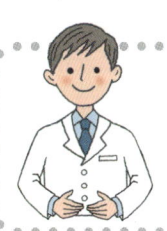

筋萎縮性側索硬化症（ALS）は筋肉を動かす運動ニューロンが障害され、その結果手足、のど、舌の筋肉がだんだんやせて機能が失われる病気です。その一方で体の感覚、視力や聴力、内蔵機能などはすべて保たれています。

ALSの自然経過

●手指の使いにくさなどで発覚

多くは手指の使いにくさや肘から先の力が弱くなることで始まります。徐々に反対側の上肢や下肢にもおよび、つまづきやすくなる、立ち上がれないなどの症状を経て四肢筋力の低下が進行すると、寝たきりとなります。

のどの筋肉日からが入らなくなると声が出しにくくなり、水や食べ物を飲み込むことが難しくなります。呼吸筋が弱まると呼吸も容易ではなくなるため、人工呼吸器を用いなければ平均4、5年で死亡するといわれています。ただ、個人差が大きいので個々に合わせた対応が重要です。

ALSに対する緩和ケア

●スピリチュアルペインに耳を傾ける

ALSは残念ですが、最初から完治は期待できない疾患です。患者さんは発症の早期から大きなトータルペインに襲われます。またがんとは異なり、終わりが見えない「終末期」が何年も続くこ

とになり、がん以上に「生きる」意味や「家族との関わり」「自立性の消失」「自律性が脅かされる」など、難しい状況に直面するため、スピリチュアルペインを意識した関わりが求められます。

●進行期の緩和ケア

リハビリテーション：ADL自立期は筋力の維持、軽めの持久力運動、歩行練習などが行われます。一部介助が必要な重症度4, 5では代償動作によるADL練習、呼吸理学療法など廃用予防が、重症度6, 7の全介助期は呼吸理学療法、関節可動域運動が行われます。

嚥下リハビリと経管栄養：嚥下障害に対しては口腔ケアと嚥下リハビリテーションを行います。柔らかくて、水気があり、とろみのある口当たりの滑らかなものが飲み込みやすいので、とろみ剤の購入など食事の形態を指導しましょう。また、食事の際はできるだけ上半身を起こし、食事（飲み込むこと）に集中することが大切です。

コミュニケーション：	次第に声が出しにくくなり、コミュニケーションが取りづらくなった時はコミュニケーション支援ツールを使って交流ができるように工夫しましょう。気管切開人工呼吸器を挿入した場面を想定し、早め早めにツールを使いこなせるように準備しておくと未来への不安が多少とも軽減されます。

● 終末期の緩和ケア

呼吸筋障害・呼吸障害：	ALSの患者さんの半数が呼吸困難を自覚する、といわれています。その際は感染症の有無の確認や体位の変更、頸部の位置など痛みの原因と予想される状態を改善しても、なおかつ痛みや苦痛がある場合は少量のオピオイド鎮痛薬などで緩和することができます（本文60ページ参照）。 最近は延命効果とQOL改善が期待できるNPPV（非侵襲的人口呼吸器）で呼吸困難に対応するケースも増えてきました。24時間NPPVが手放せない状態まで進行してくると、気管切開による人工呼吸（TPPV）への変更という問題がでてきます。どこまでNPPVでいくのか、TPPVによる長期の生活を望むのかなど、本人の意思を確認しておく必要があります。ただし、TPPVを一度拒否したからといって、それが最終的な意思とは限りません。人間は迷い、ゆらぐ生き物です。最期まで患者さん本人の意思を尊重し、支えましょう。
鎮静：	終末期には呼吸困難のコントロールに用いていたオピオイド鎮痛薬の量が徐々に増えていきます。死の直前には持続日皮下注射などに切り替え症状の安定を図ります。この時点で意識状態も低下してくるため、他剤による鎮静を必要とすることはあまりないようです。 ALSの呼吸困難に対するモルヒネ塩酸塩・硫酸塩は2011年に保険適応されました。しかし、がん性疼痛を扱う診療科とは異なり神経内科のオピオイド鎮痛薬の使用頻度はまだ低いままです。今後、医療者のみならず、患者さん・家族、社会的にも適正な使用法のコンセンサス作りが必要だと思われます。

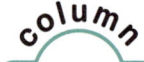

COPDにオピオイド鎮痛薬？

　従来、モルヒネは呼吸抑制を引き起こすのでCOPDの呼吸困難に対しては禁忌とされてきました。しかし、近年はモルヒネ2〜5mg/回という少量の頓服で呼吸困難の緩和が試みられています。呼吸の正常値である1分間に16〜20回以上の呼吸回数があれば、比較的安全にモルヒネを使用できます。

chapter 6

在宅緩和ケア、Next

在宅緩和ケアは、特殊な疾患の特殊なケアと認識されてきました。
しかし、3人に1人が高齢者という時代を目前に
在宅緩和ケアは、住み慣れた地で生き、そして死ぬ、という
「普通」を支える柱になっています。

在宅／居宅でできる緩和ケア

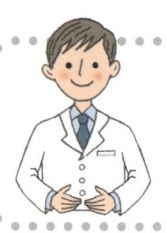

緩和ケアはがんセンターやホスピス病棟など、特別な場所で行う特別なケアだと思い込んでいませんか。超高齢社会の日本では、自宅や介護老人保健（福祉）施設などの居宅で緩和ケアを実施する機会が増えていきます。

在宅緩和ケアとは

在宅緩和ケアは、自宅や介護老人保健（福祉）施設など、病院以外の生活環境でトータルペインを和らげ、最期までおだやかに療養するためのケアです。在宅医療の対象となる患者さんは外来通院患者さんよりも虚弱でいつ急変するか予想できないケースがほとんどです。また病状の進行による痛みや苦痛の変動にも対処が必要です。つまり、在宅医療に求められているのは24時間365日体制で、トータルペインに対応する緩和ケアの精神です。

患者さんの家族もまた、ケアの対象者として位置づけられます。介護家族の負担は相当なものであり「第二の患者」として支援する必要があるでしょう。家族ケアを通じてご家族を支えることが長期の療養を可能にし、ご家族が「患者さん本人の最善の利益を守る」擁護者となるプロセスを支えます。

●24時間、365日体制でケアを提供

2006年の医療保険制度改正によって24時間、365日体制を基本とする「在宅療養支援診療所」が新設されました。その後、2012年に一般の在宅療養支援診療所より医療機能を充実させた「機能強化型在宅療養支援診療所」が、2016年には外来機能を持たず在宅医療に特化した「在宅医療を専門に実施する在宅療養支援診療所」の施設基準が新たに設けられ、現在に至ります。

現在、行政は団塊世代が後期高齢者になる

2025年をめどに「地域包括ケアシステム」の整備を進めています。一連の制度改定から、行政が在宅（居宅）医療を高齢多死社会での①終末期患者さんの受け入れ、②対象患者さんに対する適切な緩和ケアと意志決定支援、③入院を必要とする急性増悪時の地域病院と連携、④地域での看取りを期待し、地域包括ケアの中核機能として位置づけていることがわかります。

●在宅緩和ケアの内容

在宅緩和ケアの内容は医療支援と生活支援に大別されます。したがって、医療面でのケアを行う医療者（医師、看護師、薬剤師、歯科医師など）と生活面を支える介護職（ケアマネージャー、介護

士）と家族とで**緩和ケアチーム**を組むと理解してください。介護職とのコミュニケーションや教育も看護師の大切な役割になってきます。

● 痛みの治療

　痛みの評価、原因の特定と治療方針の決定、WHO疼痛ラダーに沿った薬剤の選択という基本は、ホスピス病棟や病院の緩和ケアチームと同じです。また、在宅での痛み治療では、経口薬、座剤、貼付剤に加えて携帯型持続注入ポンプを用いた持続皮下注法がよく利用されます。

　病院との一番の違いは、患者さん本人とご家族、介護者が痛み治療に欠かせない当事者になることでしょう。不安を強めないよう「今後○○のような痛みが起こるかもしれません」「そのときは○○を飲んで（入れて）ください。○○分ほどで痛みが弱くなってくると思いますが、もし変化が無いようであれば、何時でもいいですから○○（訪問看護ステーションや医師の携帯）に連絡してくだされば、すぐに対応します」など、変化の予想と解決策、24時間いつでも連絡がつくことを伝えておきましょう。

● 呼吸困難

　胸水貯留に関しては在宅でも穿刺による排液が可能です。また在宅酸素療法（HOT）を導入するケースも少なくありません。このほか、抗コリン薬の持続皮下注や少量のモルヒネ投与が行われています。

● 消化管閉塞、嘔気嘔吐

　下部消化管閉塞に対してはオクトレオチドの持続皮下注が頻用されています。腸閉塞がある場合でもイレウス管を挿入せずに症状のコントロールが期待できます。嘔気・嘔吐に関しては原因を特定し（本文69ページ参照）、原因に応じて制吐剤や抗精神病薬などが使われます。

● 食欲不振全身倦怠感

　食欲の改善、全身倦怠感の改善にステロイドが著効することがあります。ステロイドは在宅緩和ケアの「最後の手段」のような面があり、効果は1、2カ月ほど期待できますが、耐性ができると短期間のうちに亡くなってしまうことが少なくありません。投与に際しては、患者さんとご家族に予後への影響を説明しておく必要があります。

● 腹水・胸水

　腹水・胸水に対しては利尿薬で一次的に改善することがあります。また腹水（胸水）穿刺による排液も可能です。排液回数が頻回になることが予想される場合は、一時入院でカテーテルを留置することもあります。がん性腹水に関しては、**CART（KM-CART）**＊と呼ばれる方法もあります。

● 褥瘡

　家族がまだ介護になれていない時期は、褥瘡に注意が必要です。初回訪問時や容体が悪化した際は、必ず仙骨部、腸骨稜部、大転子部、背部、足関節の周辺を視診しましょう。家族や介護士に注意を促しておくと、早期発見，対応ができます。体圧分散マットの使用など予防法も指導しておきましょう。

● 在宅緩和ケアでの検査

　大がかりな画像診断や検査項目は制限を受けます。また検体の採取から検査開始まで時間がかかるので、精度を担保するため保存方法の工夫が必要です。一方、医療機器の改良が進み小型の経皮的酸素飽和度測定装置や超音波検査装置、心電図検査装置は当たり前に在宅の現場で導入されています。このほか血糖、検尿、CPRなど感染症関連項目などは現場ですぐにPOCT（臨床現場即時検査）ができるようになりました。

＊ CART（KM-CART）　腹水を専用の外圧濾過装置で体外循環させ、排液と身体に有益な成分を分離し、有益な成分を体内に戻す方法。

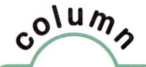

非がん疾患と在宅緩和ケア

　在宅緩和ケアの対象は、がんのほかに筋萎縮性側索硬化症（ALS）など神経難病をはじめ、脳卒中後の後遺症、骨粗鬆症、肝硬変、認知症、老衰など多種多様です。

　日本では緩和ケア病棟を利用できるのは末期がんと後天性免疫不全症候群（AIDS）の患者さんのみなので（2017年現在）、非がん疾患に対する緩和ケアの担い手は、原疾患を治療する診療科と終末期を担う在宅医療ということになるでしょう。

　ちなみにアメリカでは2名以上の医師によって「6カ月以内の余命宣告を受けた人」であれば、どんな疾患でも在宅緩和ケアが利用できます。その結果、在宅でのホスピス・緩和ケアを利用する患者さんの半数以上が、非がん疾患で占められるようになりました。

　非がん疾患は死の直前まで症状を改善する余地があります。ある時点で原疾患の治療と緩和ケアの割合が逆転することはあっても、原疾患の治療がゼロになることはありません。このため患者さん本人と家族が予後を理解していないことが多く、緩和ケアの介入に納得がゆかず、「死ねと言っているのか」と怒りをぶつけてくることもあります。

　特に認知症・老衰モデルなど比較的、終末期までの時間が長い疾患では、患者さん・家族と繰り返し話し合い、おだやかに過ごすことが大きな意味をもつことを理解してもらいながら緩和ケアを受け入れられるよう支援していくことが大切です。

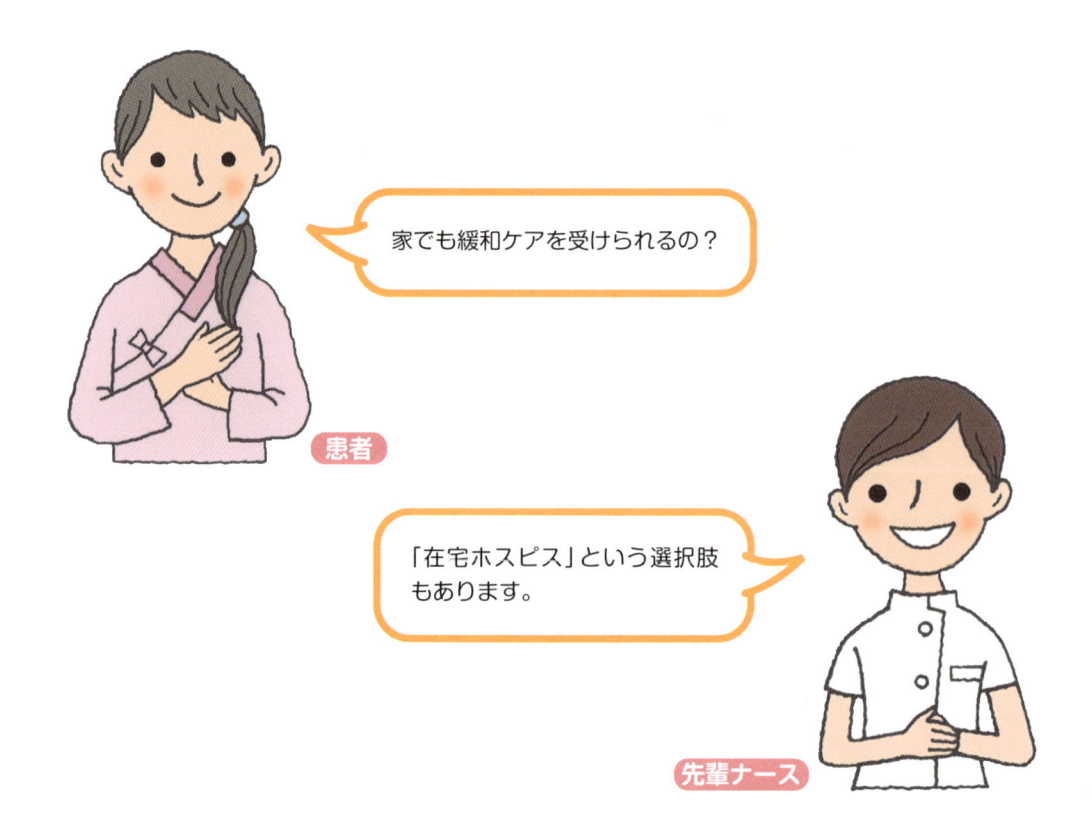

家族ケア

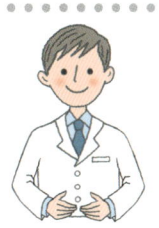

在宅緩和ケアでは家族に対するケアと支援が成否の鍵です。それまでの家族関係や経済状態によっては在宅緩和ケアを断念せざる得ない場合もあるでしょう。家族にとって何が負担なのか、負担を軽くする方法はあるのかを評価、判断していく必要があります。

在宅緩和ケアでの家族の役割

●介護者

在宅緩和ケアでは家族がケアの主体となります。訪問介護で負担を減らすことは可能ですが様々な理由で他人の介入を喜ばない家族もあります。日本では家族のなかの女性（母親、妻、娘、嫁）が主介護者であることが多く、役割期待の重圧のなかで孤立しがちです。介護者のストレス解消を図りながら抵抗の主体を特定し、プロの手を必要とする医療的なケアから介入を始め、徐々に訪問介護や入浴サービス、あるいはレスパイトケアに対する抵抗感を減らせるよう、工夫していく必要があります。

●意思決定者

本人の意思決定が難しい際に、家族が意思決定の代理人となることがあります。家族であれば大きな間違いはないだろうという前提の下に行われますが、重大な決断を一個人だけに委ねることは避けるべきです。逆に本当に本人の意思を反映しているのかどうか、複数の視点で検討することも重要です。意思決定支援については、本文106ページを参照してください。

●本来の家族として

患者さんのトータルペインの癒やし手としては、やはり家族が最も大きな存在です。ただ、家族であるがために過剰に反応することもあるでしょう。古い怒りや哀しみがぶつかり合うこともあります。そんなときは看護師がプロとして介入する必要があります。

意思決定を家族に委ねるときもあります。

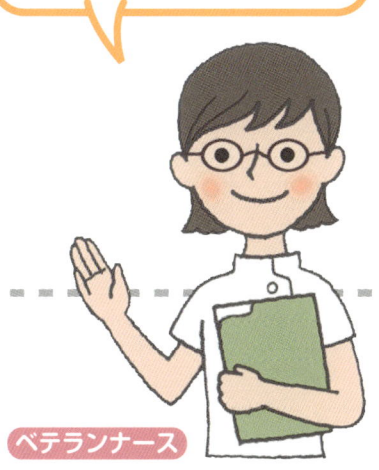

ベテランナース

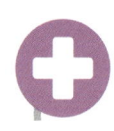

介護負担を評価する

　これまで家族の**介護負担***は無視されてきました。近年、介護者の負担に目が向けられるようになったのは、残念なことですが老-老介護世帯や母-息子世帯での介護殺人や虐待が白日の下に曝されるようになってからです。

　皮肉なことに介護の現場ではそれまで主介護者であった女性が、被介護者に回ったとたん虐待されるという「性差」が歴然と存在します。介護殺人の加害者の7割以上は男性であり、被害者の7割は女性なのです。したがって、男性（夫、息子）が主介護者の世帯については注意深く主介護者の介護余力を常にモニターしながら、適宜、訪問回数を増やす、レスパイトケアの利用を勧めるなどの対策を行い、悲劇を未然に防ぎましょう。介護負担の評価方法としては、Zarit介護負担尺度日本語版（J-ZBI）* および短縮版（J-ZBI-8）があります。

▼Zarit 介護負担尺度日本語版 (印がついている項目は短縮版「J-ZBI-8」17-19)

	1	介護を受けている方は、必要以上に世話を求めてくると思いますか
	2	介護のために自分の時間が十分とれないと思いますか
	3	介護のほかに、家事や仕事などもこなしていかなければならず「ストレスだな」と思うことはありますか
◎	4	介護を受けている方の行動に対し、困ってしまうと思うことがありますか
◎	5	介護を受けている方のそばにいると腹が立つことがありますか
△	6	介護があるので家族や友人と付き合いづらくなっていると思いますか
	7	介護を受けている方が将来どうなるのか不安になることがありますか
	8	介護を受けている方は、あなたに頼っていると思いますか
◎	9	介護を受けている方のそばにいると気が休まらないと思いますか
	10	介護のために、体調を崩したと思ったことがありますか
	11	介護があるので、自分のプライバシーを保つことができないと思いますか
△	12	介護があるので、自分の社会参加の機会が減ったと思うことがありますか
△	13	介護を受けている方が家にいるので友達を自宅によびたくてもよべないと思ったことがありますか
	14	介護を受けている方は「あなただけが頼り」というふうにみえますか
	15	いまの暮らしを考えれば、介護にかける金銭的な余裕がないと思うことがありますか
	16	介護にこれ以上の時間は割けないと思うことがありますか
	17	介護が始まって以来、自分の思いどおりの生活ができなくなったと思うことがありますか
◎	18	介護をだれかに任せてしまいたいと思うことがありますか
◎	19	介護を受けている方に対して、どうしていいかわからないと思うことがありますか
	20	自分は今以上にもっと頑張って介護するべきだと思うことがありますか
	21	本当は自分はもっとうまく介護できるのになと思うことがありますか
	22	全体を通してみると、介護をするということは、どれくらい自分の負担になっていると思いますか

◎J-ZBI_8 Personal Strain.　　△J-ZBI_8 Rple Strain

***介護負担**　「親族を介護した結果、介護者の情緒的、身体的健康、社会生活および経済的状態に関して被った苦痛の程度」を指す（Zaritによる定義）。

介護負担尺度は、現場では短縮版が使いやすいようです。

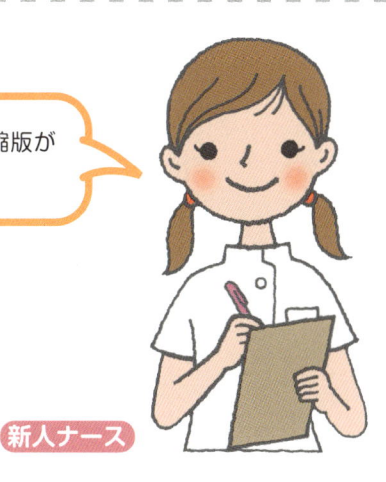

新人ナース

^{column} 家族ケアでほしい一言

　がんの終末期の在宅緩和ケアの期間は、およそ1カ月がめどです（本当はもっと早く家に帰してあげるべきなのですが）。介護を始めたばかりの家族は、ただでさえ「自分たちにできるんだろうか」という不安で一杯です。そんなときに頼りになるのは、看護師の一言です。「おうちに戻ってから顔色がすごく良くなりましたね。奥様（ご主人）のそばだから安心なんでしょうね」など、ポジティブな面を口に出してください。また最初から「最期まで看取る」という決定を迫ることは避け、「まずは1週間、介護体験してみましょうか」など、心理的な逃げ場をつくっておくことが大切です。小さな成功体験を積み重ねることで「できるかもしれない」という気持ちが芽生えてきます。

　一方、非がん疾患の在宅緩和ケアは出口が見えない長丁場です。特に高齢の認知症患者さんに対しては「機能的な予後」を見越して日常生活をあの手この手で支えていく必要があり、介護負担が経時的に増えていきます。介護者にしてみると、それこそ24時間、365日気が休まる暇がなく「自分の時間や生活を奪われた」という気持ちになるのはやむを得ないでしょう。「誰でもそう思いますよ」と気持ちを受けとめて罪悪感や抑うつに結びつかないよう、患者さんと一緒に患者／家族会の集まりに誘い出してみるのも「家族ケア」です。「行ってみませんか？」と声をかけてください。同じ悩みを抱えている介護家族と感情を共有することで「私だけじゃないんだ」と救われることもあります。

施設での緩和ケア

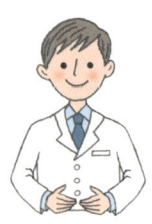

2006年、介護老人保健・福祉施設（老健・特養）が終末期ケアを行う報酬として**看取り介護加算**が新設され、その後、より医療依存度が高い入所者に対応する「ターミナルケア加算」（老健）とグループホーム，特養に対する「看取り介護加算」が認められるようになりました。今後、福祉施設での緩和ケア-看取りというケースが増えていくものと予想されます。

看取り介護加算とターミナル加算

●日常生活のケアか、医療的ケアが中心か

ターミナルケア加算施設では、点滴や酸素吸入、疼痛管理などの医療的ケアが中心になるのに対し、看取り介護加算施設では、食事や排泄の介助など日常生活のケアが中心です。

厚生労働省の報告（2015年度）によると、特養の76.1%、老健の64.0%が「終末期に入った入居者の看取りを行っている」と回答しています。看取り介護加算施設の施設要件は常勤（常駐ではない）の看護師を1名以上配置し、訪問看護ステーション等の職員との連携により24時間の態勢を確保していること、指針の策定、職員研修を行っていること、などです。今後、施設での看取りは激増していくと想像できますが、終末期のケアが適切に行われているかどうか、本人と家族の意志が尊重されているかどうかなど、きめ細かく検証していく必要があります。

▼看取り介護加算の算定要件

（1）別に厚生労働大臣が定める施設基準

イ　常勤の看護師を1名以上配置し、当該指定介護老人福祉施設の看護職員により、又は病院若しくは診察所若しくは指定訪問看護ステーションの看護職員との連携により、24時間連絡できる体制を確保していること。

ロ　看取りに関する指針を定め、入所の際に、入所者又はその家族等に対して、当該指針の内容を説明し、同意を得ていること。

ハ　医師、看護職員、介護職員、介護支援専門員その他の職種の者による協議の上、当該指定介護老人福祉施設における看取りの実績等を踏まえ、適宜、看取りに関する指針の見直しを行うこと。

ニ　看取りに関する職員研修を行っていること。

ホ　看取りを行う際に個室又は静養室の利用が可能となるよう配慮を行うこと。

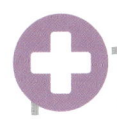

介護職員の教育と連携

●生活ケアが中心の施設では看護師がリーダーに

特養など生活ケアが中心の施設では、緩和ケアと意思決定支援、看取りを支援するのは看護職が中心です。地域の在宅支援診療所、訪問看護ステーションとの連携に加え、ケアマネージャー、介護職への教育と施設の看取り指針の策定、また入所者（特養は介護度3以上）への説明と施設での看取り同意の取得などに関わる必要があります。

●介護職員の教育

介護職員のほとんどは看取り経験がなく、不安を抱えています。このため看護師はまず、介護職員の看取りへの不安をくみ取り、対話を繰り返しながら**看取る力**を向上させるためのプラン作りと実践が求められます。**介護職**としてのプライドを尊重し、意見を出しやすい関係性と場つくりを心がけるようにしましょう。バイタルチェックや与薬、痰の吸引など介護職員ができる医療行為に関しては、それぞれの能力に配慮しながら指導し、どんどん実践してもらうとスキルアップ以外にも積極性や主体性が生まれてきます。

●介護職員との連携

とにかく一緒に行動して対話することを心がけましょう。介護職との連携に関する複数の研究からは、心理的な協働意識を高めることが、施設全体の看取りのスキルアップと実践につながるという結果が示されています。

施設での終末期ケアは、飲水、食事、排泄という日常的なケアが何より大切であり、医療行為よりも「最期までその人らしい生活を続けるにはどうすればいいか」が優先されます。したがって、介護職員からの意見は適切な緩和ケアの実践と患者さんの笑顔につながる大切な情報です。積極的に活用するよう心がけ、介護職員に感謝の気持ちを伝えましょう。

●施設での緩和ケア（薬物療法）

痛みや呼吸困難に対するオピオイド鎮痛薬や、消化管障害に対する制吐剤、緩下剤など病院や在宅医療で行う緩和ケアと基本は同じです。ただ、常勤看護師が不在の場合などは介護職員が与薬することを想定し、特にオピオイド鎮痛薬に対する抵抗感を取り払う必要がでてきます。また入居時に家族に対し、必要に応じてオピオイド鎮痛薬を投与する可能性があることを説明しておくといいでしょう。

●施設での緩和ケアは生活ケアでもある

施設でできる最大の緩和ケアは**生活面のケア**です。食事、排泄、入浴など快適に生活するための大切な要素については、できる限り患者さんの要望に応じましょう。生活ケアは介護職員の力が最大限に発揮できる部分です。例えば「口から食べたい」という要望に応じるため口腔ケアや食事介助には介護職員に積極的に関わってもらいましょう。患者さんの笑顔や「美味しい」という一言が、互いのやりがいにつながります。

介護職員との連携は重要！

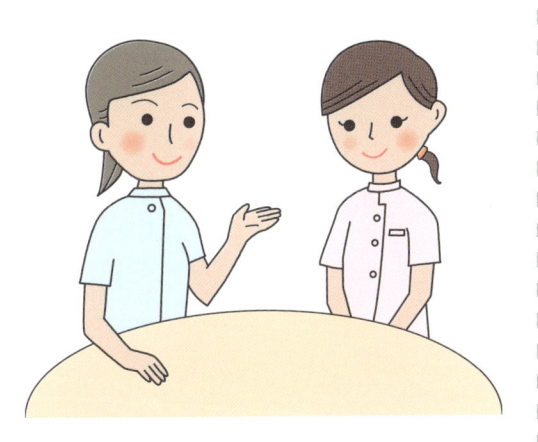

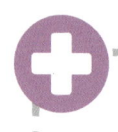

施設での意思決定支援

●介護職員が実践しやすい意思決定支援「TIPS」

意思決定能力が低下しているような入居者の意思を尊重するための方法として、**TIPS**があります。「本人の意思」「家族の意向」「医学的判断」を意思決定の柱とし、本人の意思を「現在」「過去」「未来」の3つの時間軸から推定することが中心になる方法です。

「現在」は食事や排泄、入浴など生活シーンでの入居者のしぐさや表情を観察し、小さなサインから気持ちを推測していきます。「過去」は昔の生活歴など、いわゆるライフレビューです。仕事や結婚、子育てなど何気ない会話から個人の価値観を理解し「本人ならきっとこう判断するはず」という推論を全員で共有していきます。

「未来」は本人にとって最善の利益は何か、と考えていくことです。例えば、誤嚥性肺炎が頻発しているケースではこのまま施設で療養すべきか、介護医療院に転院するべきかなどが考えられます。本人の意思決定能力が低下している場合、「現在」や「過去」から浮かび上がった本人の意思が手がかりになるでしょう。

医療者には心を開かない方でも、自分の子どもや孫のような介護職員には打ち明けた話をするものです。介護施設での意思決定支援の大切さを介護職と共有し連携していきましょう。

▼コミュニケーションTIPS（コミュニケーションのコツ）

注1）Advance Care Planning：患者の意思決定支援計画のこと。
注2）Life Review：人生の振り返りのこと。

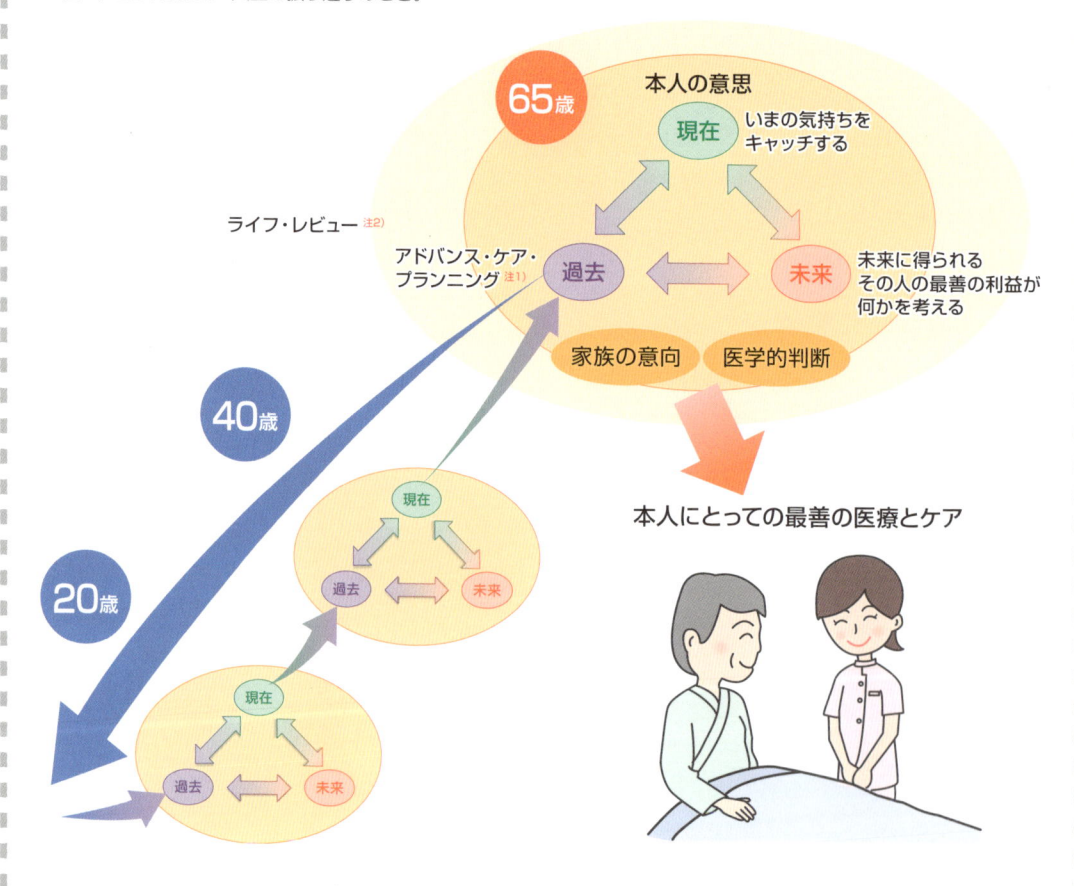

ライフ・レビュー 注2)
アドバンス・ケア・プランニング 注1)

65歳　本人の意思
現在　いまの気持ちをキャッチする
過去　未来　未来に得られるその人の最善の利益が何かを考える
家族の意向　医学的判断

40歳
現在　過去　未来

20歳
現在　過去　未来

本人にとっての最善の医療とケア

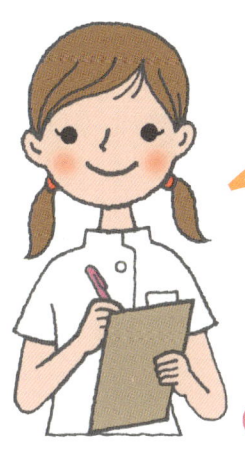

現在や過去から浮かび上がった本人の
意思が手がかりになるのですね。

新人ナース

介護施設での意思決定支援の
大切さを共有しましょう。

先輩ナース

ドクターの
つぶやき

介護施設ならではのACP

　今後、施設での緩和ケアや看取りが増えることは確実です。
はじめから施設に入りたくて入居してくる入居者はほとんどいません。住み慣
れた家から離れたストレスや、見捨てられたという絶望感をくみ取り、表出す
る痛みや苦痛などトータルペインを癒やすことは施設の看護師の大切な役割で
す。表情やしぐさから痛みをアセスメントし、介護職員と共有しながら終の
日々を支えてください。

　さらに信頼関係を育むなかで患者さん本人の価値観や死生観を理解し、患者
さんの最善の利益を守るためのACPを介護職員と一緒に実践していきましょ
う。あるデイケアの若い男性職員は「ずっとここでお世話してきたのだから、
本当はここで看取ってあげたいのです」と悔しい心情を告白してくれました（制
度的に、現時点でデイケアでの看取りは難しい）。熱い思いを持っている介護職
と看護職の連携で質のよい看取りが実践できるはずです。

地域包括ケアシステムと緩和ケア

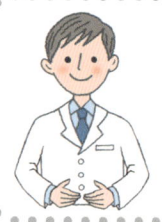

地域包括ケアシステムとは高齢者が「住み慣れた地域」で介護や医療、生活支援サポートとサービスを受けられるよう市区町村が中心に「住まい」「医療」「介護」「生活支援・介護予防」を包括的に提供する体制のことです。団塊世代が後期高齢者になる2025年をめどに、整備が進んでいます。

地域包括ケアシステム（Aging in Place）

地域包括ケアシステムは各自治体が主体となって、認知症の高齢者の生活を支えることを中心に想定されたシステムであり、原点は「Aging in Place；地域居住」──「住み慣れた地域でその人らしく、最期まで生活する」という考え方です。しかし、現実には自治体間の格差が大きく、問題が山積しています。

●地域看取り率の現実

2017年2月に公表された厚生労働省研究班の調査結果から、病院以外の場所、つまり自宅や施設など生活の場所での看取り率に、地域で大きな格差があることがわかりました。2014年の全死亡者から事故や自殺などを除いて算出したもので、人口20万人以上の都市部では3倍、20万人未満、3万人以上の中堅都市では最大13倍もの開きがあったのです。

また、全国1504自治体の集計では病院死が78.6%、自宅や施設での**地域看取り率**は21.4%で9割以上が病院死という自治体もありました。2012年度の内閣府の調査では「家で死にたい」と希望する高齢者は全体の6割を超えているのですが、実際には厳しい現実が待っています。

●がんと地域緩和ケアネットワーク

がん領域においては、地域の緩和ケアネットワークが未整備で、病院-在宅緩和ケアが可能な診療所-訪問看護ステーション-介護福祉施設間で有機的な連携がなされていないことが、地域で最期まで生活することを妨げる一因です。

がん領域では、2008年度から行われてきた「緩和ケアプログラムによる地域介入研究（OPTIM-study）」の成果を受け、2012年度以降にがん診療連携拠点病院などに「地域緩和ケアセンター」を設置。2016年度から、地域緩和ケアのコーディネートを行う「地域緩和ケア連携調整員」の育成と「がん医療に携わる看護師に対する地域緩和ケア等研修事業」がようやくスタートしました。しかし、拠点病院を中心に地域連携を行ってきた結果、地域包括ケアシステムとの間に大きな溝ができ、地域で緩和ケアを担う診療所や訪問看護ステーションと連携がとれていないという現実があります。

今後、認知症や慢性心不全、糖尿病性腎症を合併する高齢患者の増加が予想されるなかで、対応しきれるのかどうか懸念する声があることは否定できません。

●非がん疾患と地域包括ケア

非がん疾患に関しては、これまで緩和ケアの対象でもなく、看取りの実態すら明らかではありませんでした。したがって、病を得ても診断後から「その人らしさ」を支える緩和ケアが「Aging in Place」の柱であり、医療と介護の基盤であることを、医療者、介護者だけでなく、地域の住民に周知することが先決です。

さらに、今後は地域の看護協会と医師会、および地元の介護福祉事業者、自治体が足並みをそろえてネットワークを構築し、その地域の実情に沿った診断からの緩和ケアと看取りの連携パスを作成していく必要があるでしょう。

日本型Aging in Placeはまだまだ始まったばかりです。

地域包括ケアシステム

(定期巡回・随時対応型訪問介護のサービスイメージ)＊

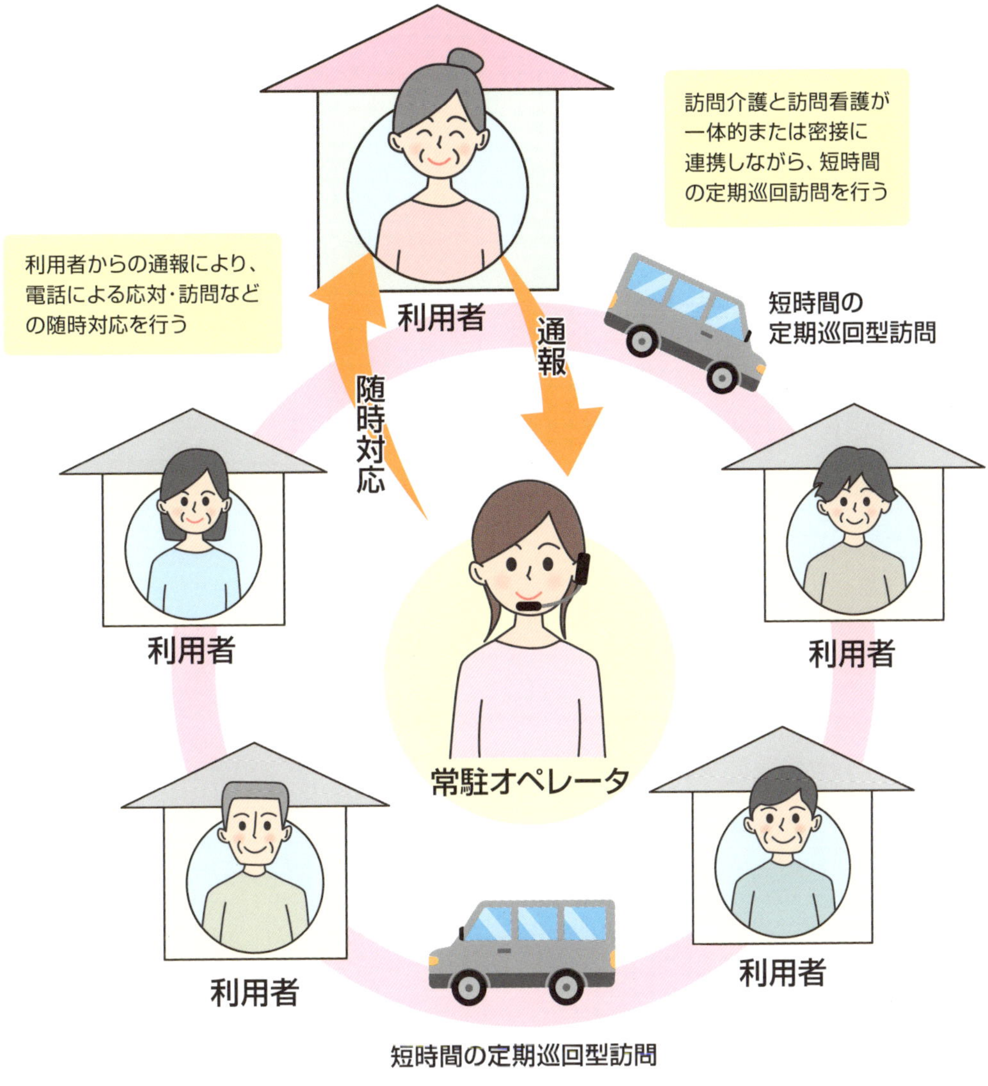

利用者

訪問介護と訪問看護が一体的または密接に連携しながら、短時間の定期巡回訪問を行う

短時間の定期巡回型訪問

利用者からの通報により、電話による応対・訪問などの随時対応を行う

随時対応

通報

利用者

利用者

常駐オペレータ

利用者

短時間の定期巡回型訪問

利用者

＊出典：高室成幸監修、図解入門最新介護保険の基本と仕組みがよーくわかる本［第6版］、秀和システム、2015

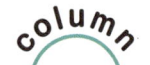

Aging in Place 先進国、デンマーク

　Aging in Placeの先進国デンマークでは、認知症や末期がんの高齢者が地域の高齢者住宅・介護型住宅に入り施設のスタッフのほか、毎日訪問してくれる巡回看護師やボランティアの手を借りて最期まで生活するスタイルが定着しています。住宅の広さは概ね60平方メートルで、家賃補助があるので年金暮らしのお年寄りでも入居することができます。子供たちはクリスマスや感謝祭のたびに高齢者住宅・介護型住宅に集まり、にぎやかに過ごします。家族の介護負担はほとんどありません。

　ケアはできる限り入居者の自主性を尊重し、最期まで自立して生活する意思を支えることが基本です。これは1980年代以前に主流だった施設型の「いたれり、つくれせり」の介入ケアがかえって認知機能の荒廃を招き、自己決定権を奪われるという反省から生まれた方針転換でした。このときの議論から生まれた高齢者3原則である**自己決定の尊重、自己資源の活用、継続性の維持**は日本の地域包括ケアシステムでも引用されています。

　自宅で生活する高齢者や障害者に対しても、地域を巡回している看護師・介護士が24時間、365日切れ目なく在宅緩和ケアと生活支援ケアを提供し、看取りも行われています。自宅・居宅療養者に対するいわゆる**外付けケア**が充実しているのです。**ケア付き地域**といい換えてもいいでしょう。デンマークの高齢住宅・介護型住宅でそのまま看取られる方は8割を超えます。前述の日本の地域看取り率と比較してみてください。

　日本では、医療費削減や**看取り難民**との関連で話題になることが多い**地域包括ケアシステム**ですが、根底には「その人らしい一生を、慣れ親しんだ地域で終える」という社会が本来もっていた文化を再生する意味があるのです。

最期まで、入居者が自立して生活する意思を支えることが、Aging in Placeの基本なんですね。

新人ナース

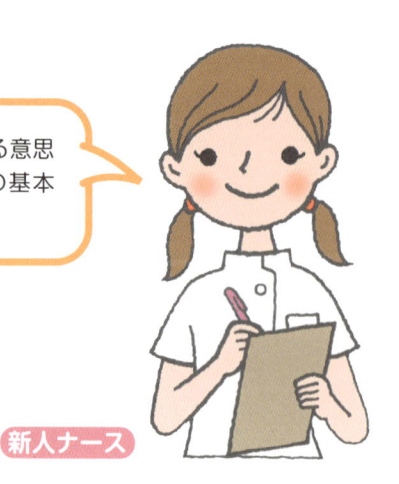

ドクターの
つぶやき

Aging in Placeとは

　緩和ケアは人間らしい一生を送るための基本的人権であり、医療・介護の基本です。少子高齢社会の日本に必要なのは「緩和ケア的な視点」で医療資源や住宅環境などの社会的インフラを整備し、地域で基本的な緩和ケアを担う人材を育成すること。医療職全員が緩和ケアの視点を持つことができれば、地域の緩和ケアが充実し日本型の**Aging in Place**が実現できると思います。

　専門的緩和ケアは「緩和ケア」という言葉の社会的認知度を高めた一方、緩和ケア＝特殊なケアとの誤解も招きました。実際には専門的な緩和ケアを必要とする人はごく一部です。これからは日常診療に緩和ケアを取り戻し、プライマリケアを中心とした緩和ケアの提供のあり方が問われると思います。またACPの実践を通じて地域住民が緩和ケアのネットワークに参加し、ボランティアとして積極的に参加できるプログラム作りも進むでしょう。

　看護の精神と緩和ケアの精神は重なる部分が多く、地域の緩和ケアは看護師が主力となるべきです。緩和ケアに興味をもった皆さんは、ぜひ勉強を続けてください。そしていつの日か、生まれ故郷や自分が生活している地域に持っている力をお返ししていきましょう。

参考文献

- Davies E, Higginson IJ. Better Palliative Care for Older People .< http://www.euro.who.int/__data/assets/pdf_file/0009/98235/E82933.pdf> Accessed Nov.10, 2017.

- 『トワイクロス先生のがん患者の症状マネジメント、第2版』Twycross, R., Wilcok, A.（武田文和監訳）医学書院、2010

- Lynn J. Perspective on care at the close of life. Serving patients who may die soon and their families: the role of hospice and other services. JAMA. Feb 21; 285(7): 925-32, 2001

- Mehrabian A, Ksionzky S. Factors of interpersonal behavior and judgment in social groups. Psychol Rep. 28(2):483-92.1971

- 『看護師-患者間の非言語行動の実際と課題-身体心理学の立場から- 桜美林論考』山口創、2011

- 『触れるケアの効果』山本裕子、千里金蘭大学紀要11. 77-85、2014

- 『がん疼痛の薬物療法に関するガイドライン 2010年版』日本緩和医療学会編

- 『ナースによるナースのための がん患者のペインマネジメント』高橋美賀子他、日本看護協会出版会、2015

- 『緩和医療・終末期ケア』専門編集 長尾和宏、監修 垂井清一郎、編集協力 シリーズ スーパー総合医 新城拓也・小澤竹俊、中山書店、2017

- 『ここが知りたかった緩和ケア 増補版』余宮きのみ、南江堂、2016

- Sekizawa K. et al. ACE inhibitors and pneumonia. Lancet. 352: 1069: 1998

- 『厚生労働省委託がん医療に携わる看護研修事業 看護師に対する緩和ケア教育テキスト 改訂版』日本看護協会編、2014

- 『系統看護学講座別巻10 緩和ケア』恒藤暁・内布敦子編、医学書院、2007

- 『チャレンジ! 非がん疾患の緩和ケア』平原佐斗司編著、南山堂、2014

- 『コミュニケーション障害を持つ高齢者の痛み行動観察尺度：日本語版DOLOPLUS-2の紹介』安藤千晶. Palliat Care Res 11(3), 910-15、2016

- Celli, B.R., Cote, C.G., Marin, J.M., et al: The body-mass index,airflow obstruction, dyspnea, exercise capacity index in chronicobstructive lung disease. N Engl J Med, 350: 1005 1012, 2004.

- Arai Y,et al., Reliability and validity of the Japanese version of the Zarit Caregiver Burden Interview. Psychiatry Clin Neurosciences 51 : 281-287、1997.

- 『介護負担度の評価総合リハビリテーション』荒井由美子 30(11).1005-1009、2002

- 『Zarit介護負担尺度に非御語版の短縮版（J-ZBI_8）の作成：その信頼性と妥当性に関する検討』荒井由美子他、日老医誌40. 497-503、2003

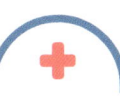

索引

● アルファベット

【著者紹介】

長尾 和宏（ながお かずひろ）

1984年東京医科大学卒業、大阪大学第二内科入局。

1995年長尾クリニック開業。医療法人社団裕和会理事長、長尾クリニック院長。医学博士。

　日本消化器病学会専門医、日本消化器内視鏡学会専門医、日本内科学会認定医、日本在宅医学会専門医。労働衛生コンサルタント。日本ホスピス在宅ケア研究会理事、日本慢性期医療協会理事、日本尊厳死協会副理事長、全国在宅療養支援診断所連絡会理事、エンドオブライフ・ケア協会理事。

主な著書

『歩き方で人生が変わる。幸せになる10の歩き方』

山と渓谷社、2017年9月刊

『平穏死10の条件 胃ろう、抗がん剤、延命治療いつやめますか?』

ブックマン社、2012年7月刊

『痛くない死に方』 ブックマン社、2016年12月刊

『病気の9割は歩くだけで治る! ～歩行が人生を変える29の理由～ 簡単、無料で医者いらず』 山と渓谷社、2015年11月刊　他

【イラスト】

タナカ　ヒデノリ

【キャラクター】

大羽　りゑ

【編集協力】

株式会社　エディトリアルハウス

看護の現場ですぐに役立つ
緩和ケアのキホン

| 発行日 | 2018年　3月10日 | 第1版第1刷 |
| | 2022年　1月25日 | 第1版第2刷 |

著　者　長尾　和宏

発行者　斉藤　和邦

発行所　株式会社　秀和システム
　　　　〒135-0016
　　　　東京都江東区東陽2-4-2　新宮ビル2F
　　　　Tel 03-6264-3105（販売）Fax 03-6264-3094

印刷所　三松堂印刷株式会社　　　　Printed in Japan

ISBN978-4-7980-5188-8 C3047